sensiPLAN

Arbeitsgruppe NFP

Natürlich & sicher

Das Arbeitsheft

Arbeitsgruppe NFP

Natürlich & sicher
Das Arbeitsheft

Sichere Empfängnisregelung mit Sensiplan
Mit Zyklusbeispielen von Pubertät bis Wechseljahre

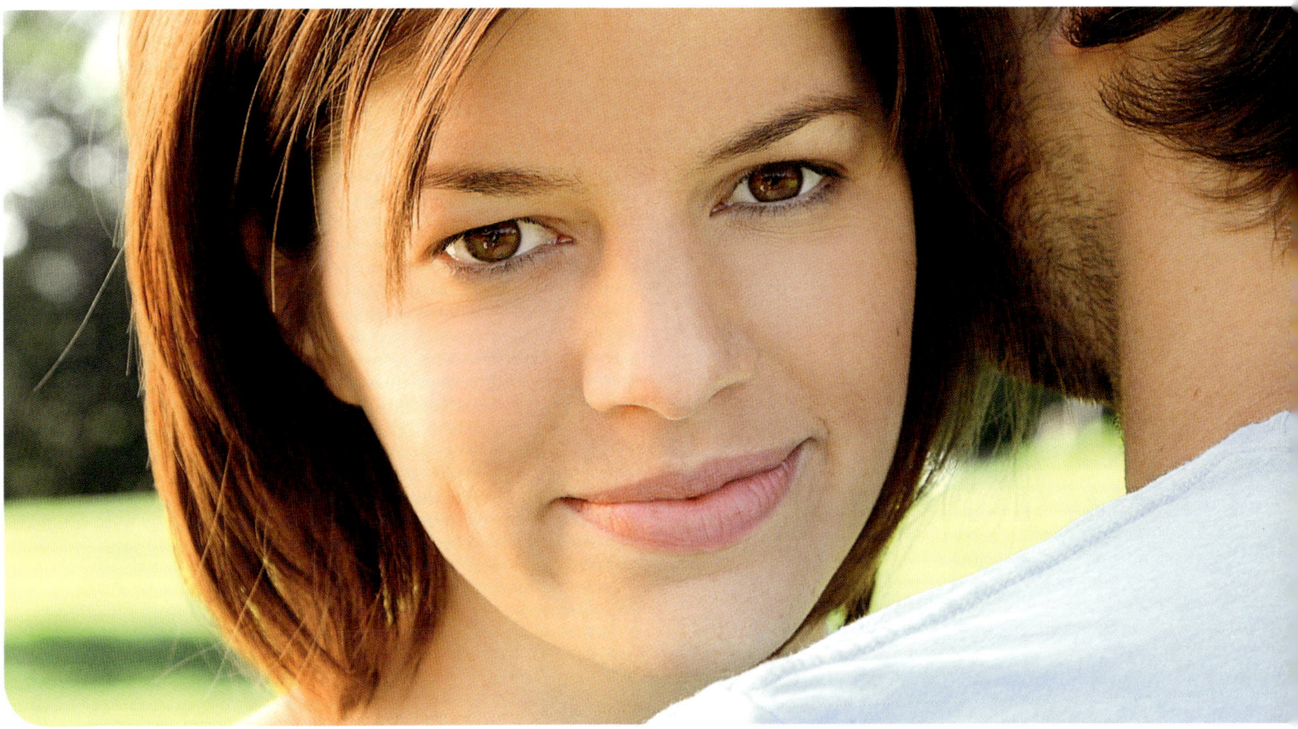

TRIAS

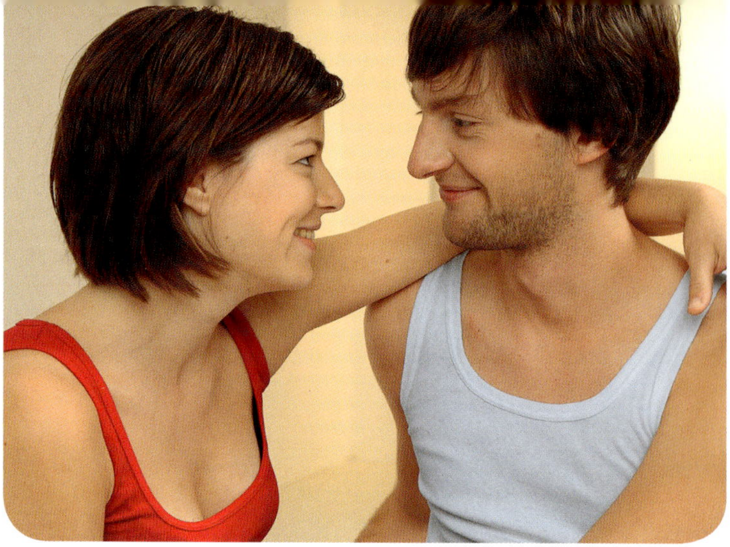

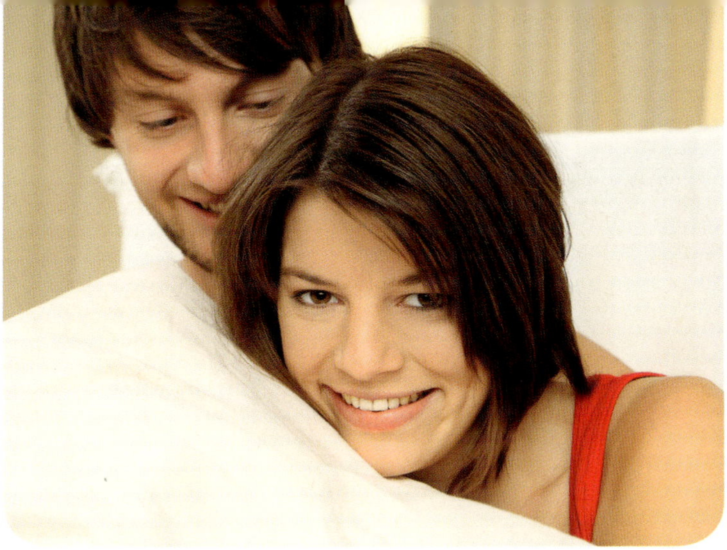

Vorwort

Mit Sensiplan, der von der Arbeitsgruppe NFP entwickelten und wissenschaftlich evaluierten natürlichen Methode, existiert nun seit vielen Jahren ein Angebot im Kanon der etablierten Familienplanungsmethoden, das sich im Rahmen der evidence-basierten Medizin sehen lassen kann.

Sensiplan ist nach einer kurzen qualifizierten Einführung in die Selbstbeobachtung und das Regelwerk und mit Unterstützung des Praxisbuchs Natürlich und sicher bereits ab dem ersten Zyklus anwendbar.

Da niemand die für die verschiedenen Lebenssituationen notwendige Erfahrung von heute auf morgen erwerben kann, enthält dieses Arbeitsheft zahlreiche Trainingszyklen zum Erlernen und Üben der Auswertungsregeln enthalten, außerdem Beispiele für jene Zyklussituationen, die im Laufe eines Frauenlebens bedeutsam werden können. Damit ist das Arbeitsheft die notwendige Voraussetzung für eine sichere NFP-Anwendung von Anfang an und die praktische Ergänzung zum Praxisbuch „Natürlich und sicher", in dem die Methodik und ihre Anwendung in verschiedenen Lebenssituationen ausführlich dargestellt ist.

Das Arbeitsheft ist 1988 erschienen und zehn Jahre später erstmals komplett überarbeitet worden. Die jetzt vorliegende vollständige Überarbeitung greift auf mehr als 20 Jahre Beratungserfahrung der Arbeitsgruppe NFP und ihrer NFP-BeraterInnen und auf über 42.000 Beobachtungszyklen zurück, die im Rahmen des Forschungsprojekts NFP gesammelt und wissenschaftlich ausgewertet worden sind.

Unser Dank gilt Dr. Siegfried Baur und Dr. Ursula Sottong, die gemeinsam mit Regina Jäger das Arbeitsheft komplett überarbeitet und einem vollständig neuen Layout zugeführt haben. Besonders gilt unser Dank auch all denen, die über die Jahre die Arbeit der Arbeitsgruppe NFP ermöglicht und auf die verschiedensten Weisen unterstützt haben, und den Frauen und Männern, die sich mit ihren Zyklen und ihren Erfahrungen in die Arbeit eingebracht haben.

Malteser Arbeitsgruppe NFP
Köln, im April 2012

Einführung

NFP oder genauer Sensiplan ist eine Methode, bei der eine Frau bestimmte Körperzeichen beobachtet, die sich im Laufe des Zyklus verändern. Diese Zeichen ermöglichen einer Frau, ihre fruchtbaren und unfruchtbaren Tage zu bestimmen. Drei Signale sind von entscheidender Bedeutung. Die Veränderungen von

- **Körpertemperatur**
- **Zervixschleim**
- **Gebärmutterhals / Muttermund**

Eine Frau, die diese Signale deuten kann, weiß, wann eine Schwangerschaft möglich ist und wann nicht. Sie kann ihrem Kinderwunsch entsprechend mit ihrem Partner Verkehr haben oder nicht. Die Anwendung von Sensiplan setzt voraus, dass sich die Partner abstimmen.

Wie funktioniert NFP/ Sensiplan?

Voraussetzung für eine Schwangerschaft ist, dass Eizelle und Spermium zusammenkommen. Die Eizelle wird nur einmal im Zyklus vom Eierstock freigegeben. Sie bleibt nicht einmal einen ganzen Tag lang befruchtungsfähig. Die Spermien dagegen können um den Eisprung herum einige Tage im weiblichen Körper überleben.

Während dieser Zeit verändern sich die morgendlich gemessene Körpertemperatur (Basaltemperatur), Zervixschleim und Muttermund besonders deutlich. Diese Körperzeichen beobachtet eine Frau täglich, trägt sie in ein sogenanntes Zyklusblatt ein und wertet sie nach leicht verständlichen Regeln aus. So ist eine Frau in der Lage, ihre fruchtbare Phase zu definieren und eine Schwangerschaft gezielt anzustreben oder bewusst zu vermeiden.

Die Basaltemperatur

Wer den Verlauf der Körpertemperatur über einen Zyklus verfolgt, stellt fest, dass es zwei Temperaturniveaus gibt. Vor dem Eisprung ist die Temperaturlage etwas niedriger. Um den Eisprung herum steigt sie erkennbar an. Diese Beobachtung ermöglicht es, den Beginn der unfruchtbaren Phase nach dem Eisprung sicher festzulegen.

Der Zervixschleim

Drüsen im Gebärmutterhals (Zervix) bilden im Laufe des Zyklus Zervixschleim von wechselnder Qualität und Menge. Im Allgemeinen wird eine Frau den Zervixschleim erst einige Tage nach der Monatsblutung wahrnehmen. Zunächst ist er dicklich-zäh, teils klebrig-cremig und oft weißlich gefärbt. Je näher der Eisprung rückt, umso reichlicher und flüssiger wird der Zervixschleim und gleichzeitig klarer - fast wie rohes Eiweiß. Dann hat er jene Beschaffenheit, die es den Spermien ermöglicht, durch ihn hindurch zur Eizelle vorzudringen und auch einige Tage in der Gebärmutter zu überleben. Nach dem Eisprung dickt der Zervixschleim ein, verschließt pfropfartig den Muttermund und wird für die Spermien wieder undurchdringbar.

Der Gebärmutterhals

Und noch an einem weiteren Körperzeichen erkennt eine Frau den Wechsel ihrer Fruchtbarkeit: an den Veränderungen des Gebärmutterhalses, der in die Scheide hineinragt. Im Laufe ihres Zyklus kann eine Frau durch regelmäßiges Abtasten feststellen, wie sich Lage, Festigkeit und Öffnung des Muttermunds verändern. Direkt nach der Menstruation ist der Gebärmutterhals geschlossen, hart und ragt tief in die Scheide hinein. Rückt der Eisprung näher, wird er weich, öffnet sich leicht und steigt etwas höher. Nach dem Eisprung schließt er sich wieder, wird hart und steht tiefer.

Sensiplan – Die symptothermale Methode

Die Kombination der Beobachtung von verschiedenen Symptomen (Zervixschleim, Muttermund) und Körpertemperatur gibt der Methode auch ihren Namen: symptothermale Methode. Temperaturwerte und Zervixschleimmuster müssen nach ganz bestimmten Regeln ausgewertet und interpretiert werden, damit Sensiplan sicher ist. Dafür gibt es ein ausführliches Regelwerk, das leicht erlernbar ist und es ermöglicht, die fruchtbare Phase sicher einzugrenzen. Wenn dieses Regelwerk konsequent angewendet wird, ist Sensiplan, wie aktuelle Studien bestätigen, so sicher wie andere Methoden, z. B. die Pille. In jedem Fall aber ist Sensiplan ohne gesundheitliche Nebenwirkungen.

Wie kann Mann/Frau Sensiplan erlernen?

Es gibt zwei Möglichkeiten: per Selbststudium mit Hilfe des Praxisbuches „Natürlich & sicher“ und des vorliegenden Arbeitshefts oder mit Hilfe von ExpertInnen. Da sind zum einen Frauenärztinnen und Frauenärzte, zum anderen ausgebildete NFP BeraterInnen, bei denen die Paare, unterstützt durch dieses Arbeitsheft, die sichere Anwendung erlernen können.

Die Lernphase erstreckt sich über drei Zyklen. Zuerst wird die Selbstbeobachtung erlernt, dann die Regeln zur Bestimmung von Anfang und Ende der fruchtbaren Zeit. Als Letztes folgen besondere Lebenssituationen und wie anhand der Zyklusaufzeichnungen eine Schwangerschaft erkannt werden kann. Erfahrungsgemäß sind fast alle Frauen und Männer nach drei Zyklen in der Lage, NFP ohne weitere Beratungen selbstständig und sicher anzuwenden.

Über dieses Arbeitsheft

Dieses Arbeitsheft ist die Ergänzung zum Praxisbuch „Natürlich & sicher“ (TRIAS 2015). Es enthält Beispiel- und Übungszyklen, die gerade beim Erlernen von NFP bzw. Sensiplan für die Anwenderinnen eine echte Hilfe darstellen. Das Arbeitsheft gliedert sich in vier Kapitel. Jedes Kapitel setzt die Informationen der vorangegangenen voraus. In den ersten drei Kapiteln finden sich reichlich Übungsbeispiele mit Lösungen und weitergehenden Erläuterungen zum eigentlichen Regelwerk, im vierten Kapitel finden sich Beispielzyklen zu speziellen Zyklussituationen wie z. B. Kinderwunsch und NFP nach Absetzen hormoneller Verhütungsmethoden. Die Zyklen im Arbeitsheft sollten möglichst aus der Perspektive der Anwenderin, also Tag für Tag und Zyklus für Zyklus durchgearbeitet werden.

Auf den Umschlagseiten des Arbeitshefts sind stichwortartig die wichtigsten Informationen und Grundregeln zu Sensiplan zusammengefasst. Diese Informationen sollen Gedächtnisstütze und Hilfe bei der Bearbeitung der Trainingszyklen sein. Weitergehende Erläuterungen und Kommentare zu den einzelnen

Regeln sowie Hintergrundinformationen zu besonderen Situationen wie NFP nach Absetzen hormoneller Verhütungsmethoden, Stillzeit und Wechseljahre finden sich im Praxisbuch „Natürlich & sicher".

Dieses Arbeitsheft wird vor allem als kursbegleitendes Arbeitsmaterial in den Einführungskursen verwendet. Diese werden von ausgebildeten NFP BeraterInnen durchgeführt. In der Regel treffen sich die NFP BeraterInnen mit den TeilnehmerInnen vier- bis fünfmal über einen Zeitraum von drei bis vier Zyklen. Erfahrungsgemäß trägt diese Begleitung während der ersten Zyklen zu einer sicheren und selbstständigen Anwendung der Methodik bei und erhöht die persönliche Zufriedenheit mit der Methode.

Natürlich können Frauen und Paare dieses Arbeitsheft auch im Selbststudium durcharbeiten. Wenn Fragen oder Probleme mit den eigenen Zyklusaufzeichnungen auftreten, ist es dennoch empfehlenswert, sich an die Arbeitsgruppe NFP bzw. an eine/n NFP BeraterIn für Sensiplan zu wenden.

Einführungskurse werden über verschiedene Bildungs- und Beratungseinrichtungen angeboten. Adressen von ausgebildeten NFP BeraterInnen sowie weitere Informationen zu NFP bzw. Sensiplan vermittelt:

Malteser Arbeitsgruppe NFP
Kalker Hauptstraße 22-24
51103 Köln
Email: nfp@malteser.de
www.nfp-online.de
www.sensiplan.de

Auf der Homepage der Arbeitsgruppe NFP finden sich auch Adressen von Anlaufstellen in weiteren europäischen Ländern und Zyklusblätter zum Herunterladen.

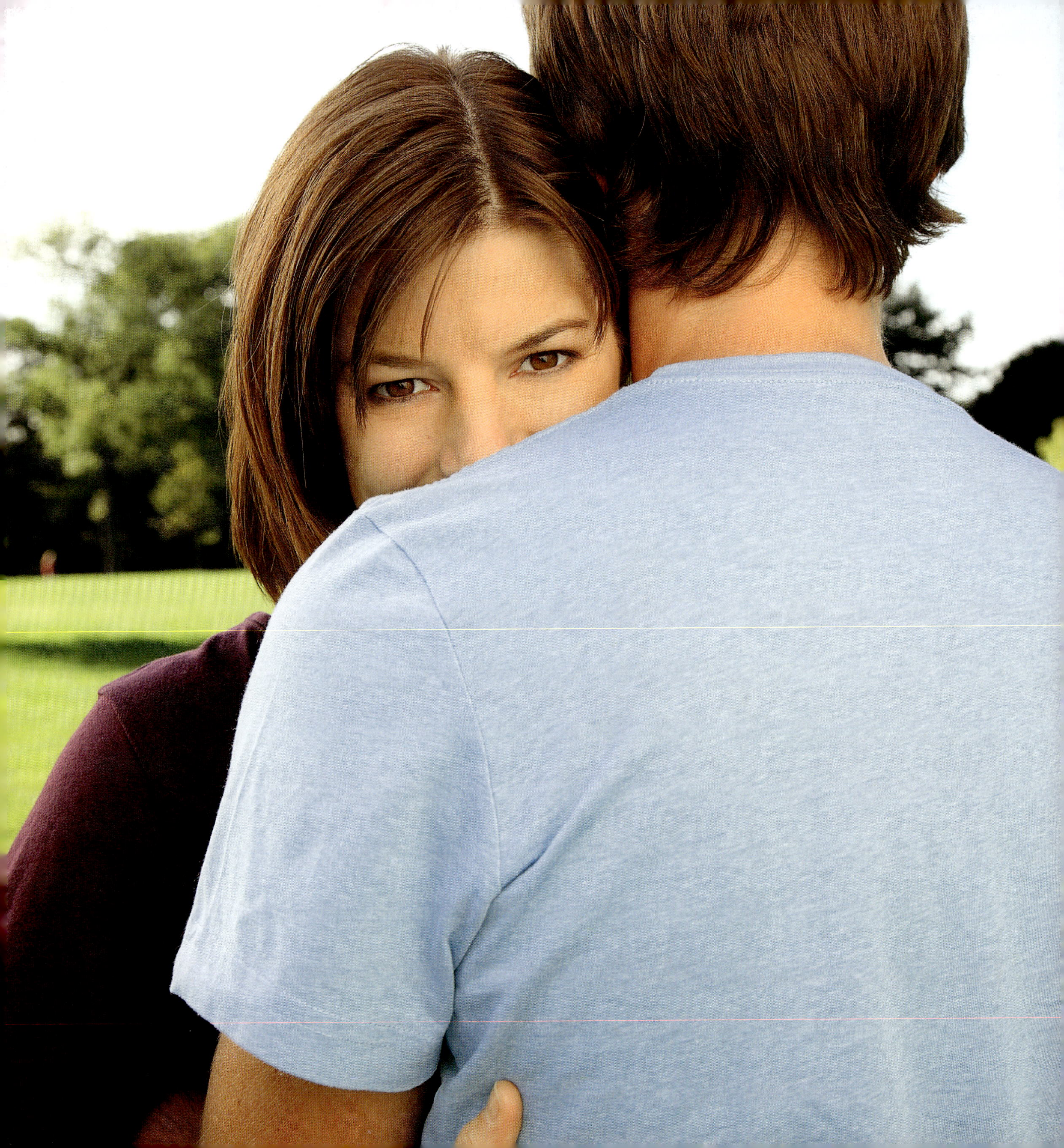

Körperbeobachtungen

Für die sichere Anwendung der Natürlichen Familienplanung ist das Beobachten und Aufzeichnen der im Laufe des weiblichen Zyklus typischerweise auftretenden körperlichen Veränderungen von zentraler Bedeutung.

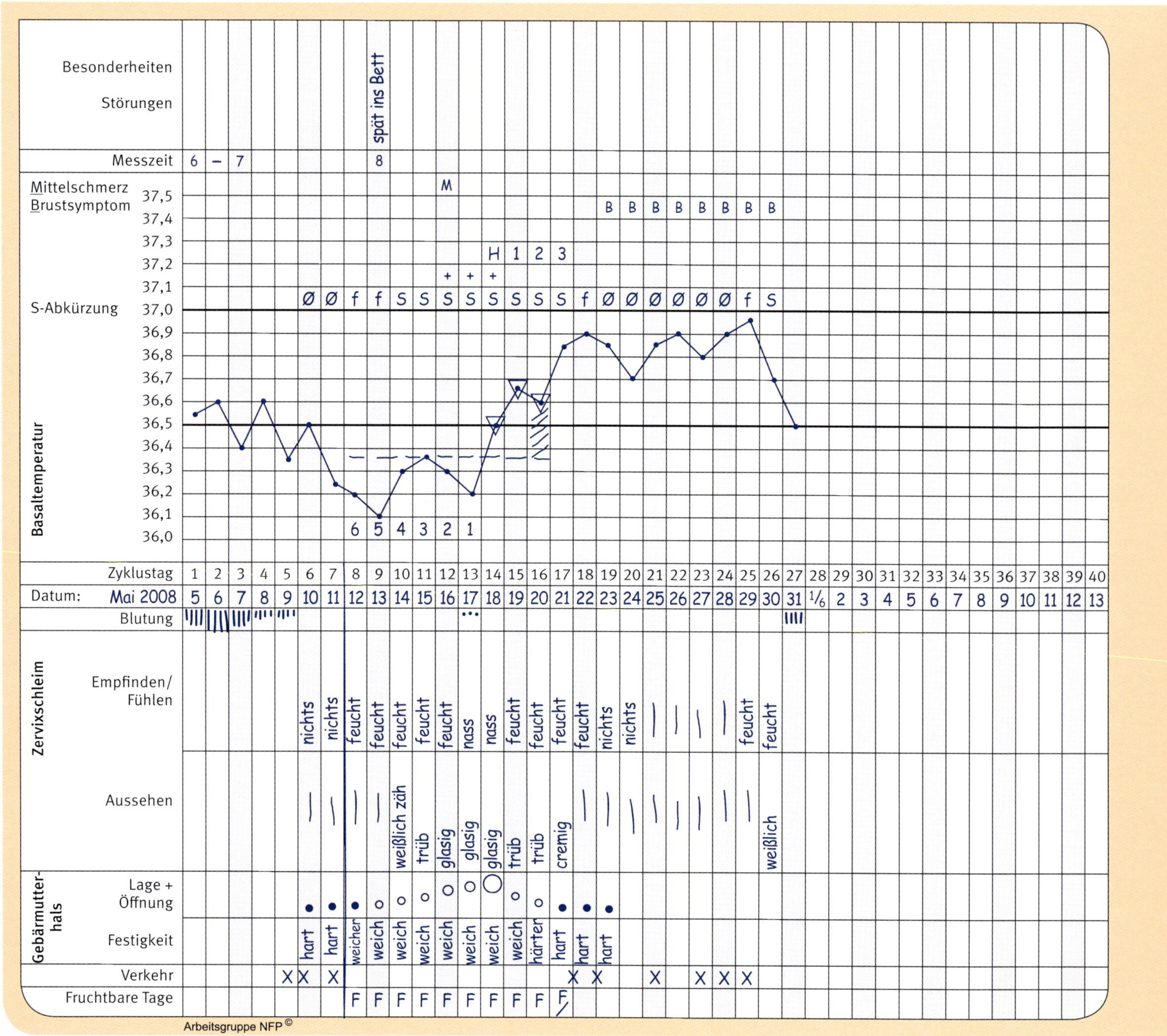
Besonderheiten
Störungen
spät ins Bett
Messzeit
6 – 7
8
Mittelschmerz
Brustsymptom
M
B B B B B B B B
H 1 2 3
S-Abkürzung
Ø Ø f f S S S S S S S S f Ø Ø Ø Ø Ø Ø f S
37,5
37,4
37,3
37,2
37,1
37,0
36,9
36,8
36,7
36,6
36,5
36,4
36,3
36,2
36,1
36,0
Basaltemperatur
6 5 4 3 2 1
Zyklustag
1 2 3 4 5 6 7 8 9 10 11 12 13 14 15 16 17 18 19 20 21 22 23 24 25 26 27 28 29 30 31 32 33 34 35 36 37 38 39 40
Datum: Mai 2008
5 6 7 8 9 10 11 12 13 14 15 16 17 18 19 20 21 22 23 24 25 26 27 28 29 30 31 1/6 2 3 4 5 6 7 8 9 10 11 12 13
Blutung
Zervixschleim
Empfinden/Fühlen
nichts nichts feucht feucht feucht feucht feucht nass nass feucht feucht feucht feucht nichts nichts feucht feucht
Aussehen
weißlich zäh trüb glasig glasig glasig trüb trüb cremig weißlich
Gebärmutterhals
Lage + Öffnung
Festigkeit
hart hart weicher weich weich weich weich weich weich weich härter hart hart hart
Verkehr
X X X X X X X X X X
Fruchtbare Tage
F F F F F F F F F F
Arbeitsgruppe NFP ©

Selbstbeobachten der Körpersignale und Führen eines Zyklusblatts

Das Beobachten und Auswerten der zyklisch auftretenden Veränderungen von Zervixschleim, Basaltemperatur und Gebärmutterhals sowie das Wahrnehmen weiterer Zeichen wie Mittelschmerz und Brustsymptom sind von zentraler Bedeutung. Während Zervixschleim, Basaltemperatur und Gebärmutterhals zur systematischen Auswertung nach dem Regelwerk herangezogen werden, stützen die weiteren Zeichen die Methodik und bestärken Frauen in ihrem Körpergefühl.

Alle Beobachtungen werden in ein spezielles Zyklusblatt eingetragen und ausgewertet. Das Zyklusblatt ist dabei wie ein persönliches Tagebuch, in dem neben den mit der Fruchtbarkeit in Zusammenhang stehenden Zeichen auch Faktoren festgehalten werden, die deren Beobachtung und Auswertung beeinflussen können.

Die Abbildung zeigt, wie solch ein ausgefülltes und ausgewertetes Zyklusblatt einer erfahrenen Anwenderin aussehen kann (Abb. 1).

sensiPLAN®

Zyklus-Nr: 1 4

Messweise After [ ]
Scheide [ ]
Mund [X]

Früheste 1. höhere Messung aus den vorangegangenen Zyklen 1 5

minus 8 7

1. höhere Messung in diesem Zyklus 1 4

Wollen Sie in diesem Zyklus schwanger werden?
ja [ ]
nein [X]
unentschieden [ ]

Malteser
...weil Nähe zählt.

Abb. 1: Zyklusblatt einer erfahrenen Anwenderin im 14. Anwendungszyklus

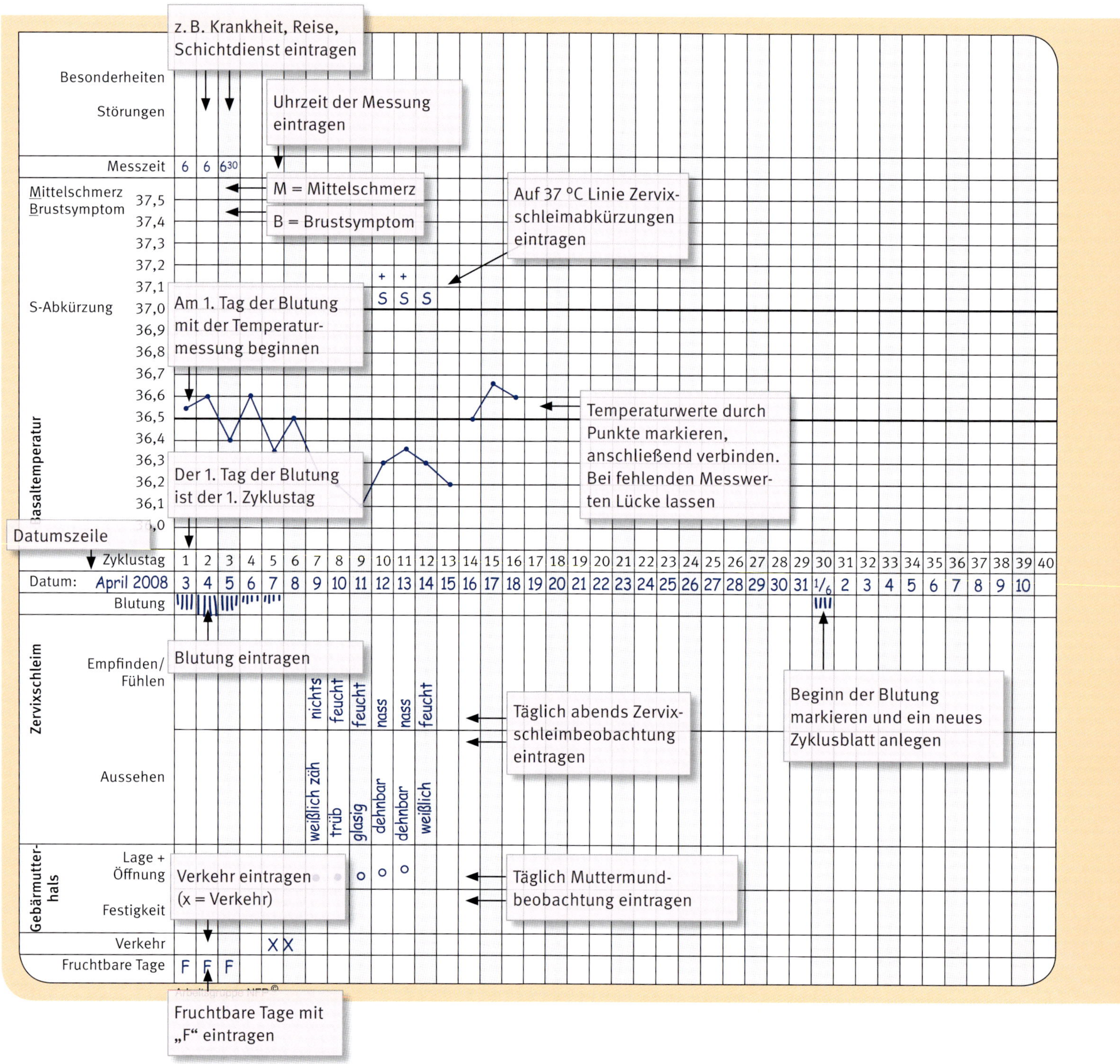
z. B. Krankheit, Reise, Schichtdienst eintragen
Besonderheiten
Störungen
Uhrzeit der Messung eintragen
Messzeit
6 6 6 30
Mittelschmerz
Brustsymptom
M = Mittelschmerz
B = Brustsymptom
Auf 37 °C Linie Zervixschleimabkürzungen eintragen
37,5 37,4 37,3 37,2 37,1 37,0 36,9 36,8 36,7 36,6 36,5 36,4 36,3 36,2 36,1 36,0
S-Abkürzung
+ +
S S S
Am 1. Tag der Blutung mit der Temperaturmessung beginnen
Temperaturwerte durch Punkte markieren, anschließend verbinden. Bei fehlenden Messwerten Lücke lassen
Basaltemperatur
Der 1. Tag der Blutung ist der 1. Zyklustag
Datumszeile
Zyklustag 1 2 3 4 5 6 7 8 9 10 11 12 13 14 15 16 17 18 19 20 21 22 23 24 25 26 27 28 29 30 31 32 33 34 35 36 37 38 39 40
Datum: April 2008 3 4 5 6 7 8 9 10 11 12 13 14 15 16 17 18 19 20 21 22 23 24 25 26 27 28 29 30 31 1/6 2 3 4 5 6 7 8 9 10
Blutung
Blutung eintragen
Zervixschleim
Empfinden/Fühlen
nichts feucht feucht nass nass feucht
Täglich abends Zervixschleimbeobachtung eintragen
Beginn der Blutung markieren und ein neues Zyklusblatt anlegen
Aussehen
weißlich zäh trüb glasig dehnbar dehnbar weißlich
Gebärmutterhals
Lage + Öffnung
Festigkeit
Verkehr eintragen (x = Verkehr)
Täglich Muttermundbeobachtung eintragen
Verkehr
X X
Fruchtbare Tage
F F F
Arbeitsgruppe NFP©
Fruchtbare Tage mit „F“ eintragen

Das Zyklusblatt

Das Zyklusblatt scheint auf den ersten Blick manchmal komplizierter zu sein, als es in Wirklichkeit ist. Deshalb wird sein Gebrauch auch Schritt für Schritt erläutert. Das Zyklusblatt mit den Erläuterungen zu den verschiedenen Eintragungen (Abb. 2) dient einer ersten Orientierung.

Wegweiser durch das Zyklusblatt ist die schmale Zeile „Zyklustag“, die **Aufzeichnungen bis zu 40** Tagen zulässt. Mit dem ersten Tag der **Regelblutung** wird das Zyklusblatt angelegt. Dieser Tag ist gleichzeitig der **erste Zyklustag**. Das Datum dieses Tages wird in der Datumszeile notiert, die fortlaufend ausgefüllt wird. Unter der Datumszeile wird die Blutung eingetragen. Ihre Stärke wird mit Strichen unterschiedlicher Länge, ganz leichte Blutungen mit Punkten markiert.

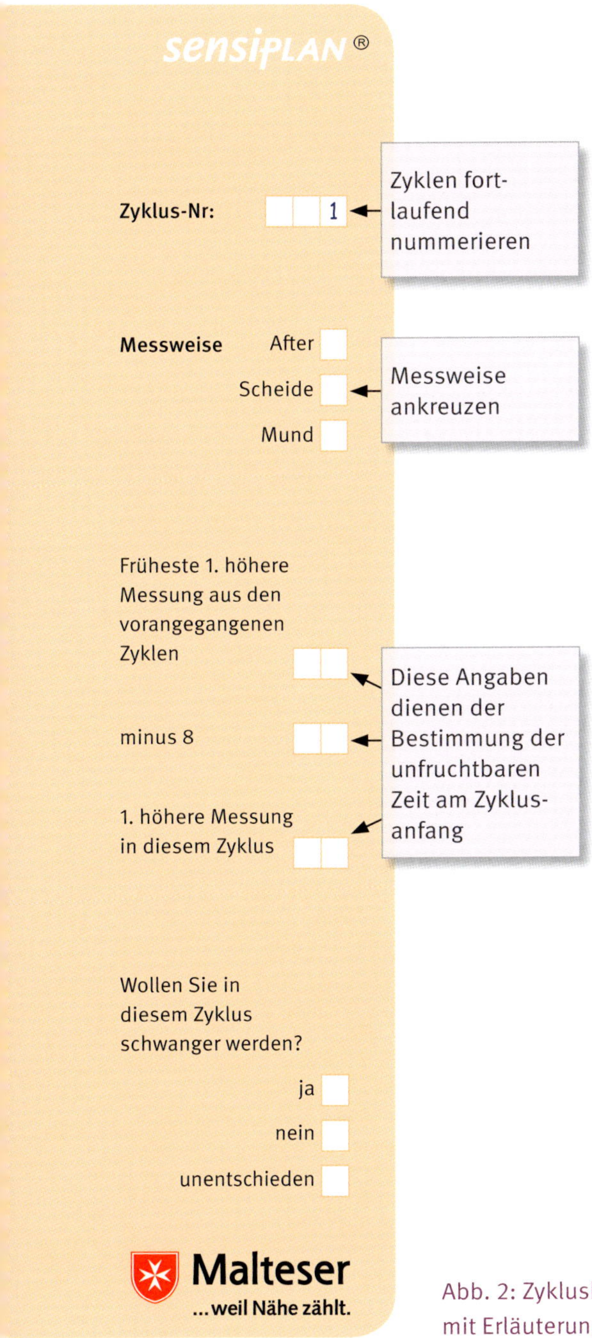

Abb. 2: Zyklusblatt mit Erläuterungen

Beobachten des Zervixschleims und Eintragen ins Zyklusblatt

Die Zervixschleimbeobachtung folgt dem Prinzip: Empfinden, Fühlen, Sehen. Der Zervixschleim wird tagsüber beobachtet und abends im Zyklusblatt in der Rubrik Zervixschleim eingetragen, und zwar immer die beste Zervixschleimqualität, die im Laufe des Tages beobachtet wurde (vgl. Praxisbuch „Natürlich & sicher“).

Die Zervixschleimbeobachtungen eines jeden Tages werden mit den entsprechenden Abkürzungen zusammengefasst. Die Abkürzung für die Zervixschleimbeobachtung wird ebenfalls im Zyklusblatt, und zwar auf der 37 °C-Linie notiert (Tab. 1 und Abb. 3). Mit der Beobachtung des Zervixschleims wird gegen Ende der Menstruation begonnen.

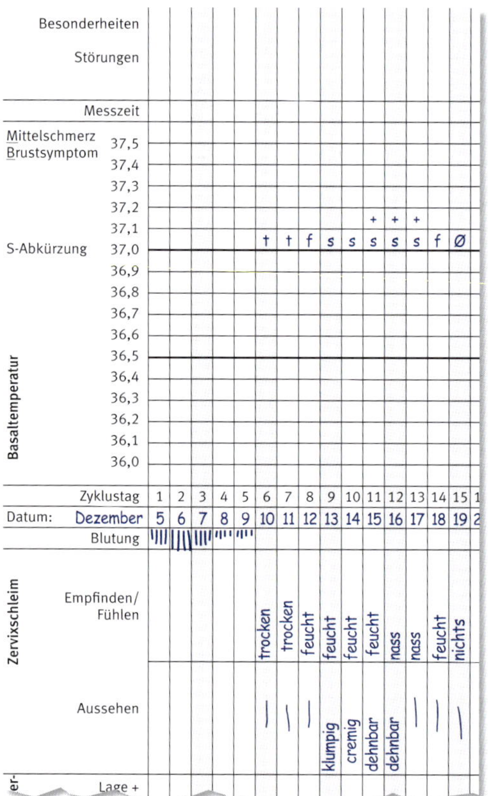

Abb. 3: Eintragen der Zervixschleimbeobachtung ins Zyklusblatt

Tab. 1: Einteilung der Zervixschleimbeobachtungen in Gruppen und ihre Abkürzungen

Empfinden/ Fühlen		Aussehen	Kürzel
trocken, trockenes, raues, juckendes, unangenehmes Gefühl	und	nichts gesehen, kein Zervixschleim am Scheideneingang	▷ t
nichts gefühlt, keine Feuchtigkeit, keine Empfindung am Scheideneingang	und	nichts gesehen, kein Zervixschleim am Scheideneingang	▷ ø
feucht	aber	nichts gesehen, kein Zervixschleim am Scheideneingang	▷ f
feucht oder nichts gefühlt	und	dicklich, weißlich, trüb, cremig, klumpig, gelblich, klebrig, milchig, nicht ziehbar oder zäh	▷ S
feucht oder nichts gefühlt	und	glasig, glasklar, glasig durchscheinend, wie rohes Eiweiß (glasig mit weißen Fäden durchsetzt), dehnbar oder spinnbar, fadenziehend, flüssig, so dünnflüssig, dass er „wegrinnt wie Wasser“, rötlich, rotbraun, gelblich-rötlich	▷ $\overset{+}{S}$
nass, schlüpfrig, rutschig, glitschig, wie eingeölt, glatt	und/oder	glasig, glasklar, glasig durchscheinend wie rohes Eiweiß (glasig mit weißen Fäden durchsetzt), dehnbar oder spinnbar, fadenziehend, flüssig, so dünnflüssig, dass er „wegrinnt wie Wasser“, rötlich, rotbraun, gelblich-rötlich	▷ $\overset{+}{S}$

Messen der Basaltemperatur und Eintragen ins Zyklusblatt

Die morgendlich gemessene Temperatur (Basaltemperatur) hat im Laufe eines Zyklus zwei Temperaturniveaus. In der ersten Zyklusphase, vor dem Eisprung, ist sie etwas niedriger und steigt dann um den Eisprung um wenige Zehntel °C an (vgl. Praxisbuch „Natürlich & sicher").

Wie wird gemessen?

- sofort nach dem Aufwachen, aber vor dem Aufstehen
- nach mindestens einer Stunde Ruhe oder Schlaf
- möglichst täglich
- ein normales bzw. analoges oder digitales Thermometer mit zwei Stellen nach dem Komma genügt
- immer auf dieselbe Weise: im Mund, im Enddarm / After oder in der Scheide (3 Min.); nie unter dem Arm!

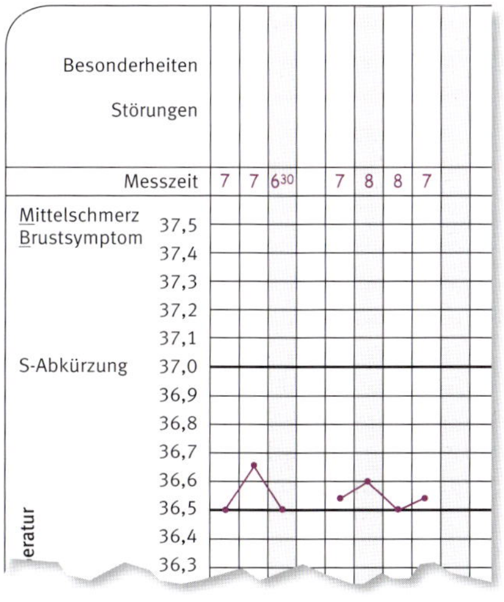

Die auf einen halben Zehntel °C genau gemessenen Temperaturwerte werden je mit einem Punkt ins Zyklusblatt eingetragen und fortlaufend verbunden (Abb. 4). Danach wird das Thermometer heruntergeschlagen und wieder in Reichweite ans Bett gelegt.

Was kann die Temperatur stören bzw. beeinflussen?

- Thermometerwechsel im Zyklus
- Veränderung der Messweise
- unterschiedliche Messzeiten
- Umgebungswechsel (Reisen, Ferien / Urlaub, Klimawechsel)
- Stress und psychische Belastung, Aufregung
- ungewohnter Alkoholgenuss, spätabends feiern
- spätes Essen am Abend
- ungewohnt spätes Zubettgehen
- zu kurze oder gestörte Nachtruhe
- Schichtarbeit
- Krankheit und Unpässlichkeiten
- manche Medikamente

Alle Störungen und Besonderheiten werden im Zyklusblatt in der obersten Zeile vermerkt.

Abb. 4: Eintragen der Temperaturwerte

Besonderheiten bei Digitalthermometern

- Thermometer sollte gültigen Eichstempel haben
- auch nach dem Signalton weitermessen, etwa drei Minuten lang
- ein Digitalthermometer verwenden, das bis auf zwei Stellen nach dem Komma abgelesen werden kann
- bei der Eintragung ins Zyklusblatt auf ein halbes Zehntel °C auf- bzw. abrunden
- bei unklarem Kurvenverlauf im Zweifelsfall mit einem zweiten Thermometer einen Zyklus lang parallel messen

Besonderheiten Störungen																																								
Messzeit																																								
Mittelschmerz Brustsymptom 37,5																																								
37,4																																								
37,3																																								
37,2																																								
37,1																																								
S-Abkürzung 37,0																																								
36,9																																								
36,8																																								
36,7																																								
36,6																																								
Basaltemperatur 36,5																																								
36,4																																								
36,3																																								
36,2																																								
36,1																																								
36,0																																								
Zyklustag	1	2	3	4	5	6	7	8	9	10	11	12	13	14	15	16	17	18	19	20	21	22	23	24	25	26	27	28	29	30	31	32	33	34	35	36	37	38	39	40
Datum:																																								
Blutung																																								
Zervixschleim Empfinden/ Fühlen																																								
Aussehen																																								
Gebärmutter-hals Lage + Öffnung																																								
Festigkeit																																								
Verkehr																																								
Fruchtbare Tage																																								

sensiPLAN®

Zyklus-Nr:

Messweise After
Scheide
Mund

Früheste 1. höhere Messung aus den vorangegangenen Zyklen

minus 8

1. höhere Messung in diesem Zyklus

Wollen Sie in diesem Zyklus schwanger werden?
ja
nein
unentschieden

Malteser
...weil Nähe zählt.

Eintragen der Zervixschleimbeobachtungen

» **Susanne P., zurzeit kein Kinderwunsch, hat sich entschlossen, Sensiplan zu erlernen, und zeichnet ihren ersten Zyklus auf.**

Tragen Sie bitte ins Zyklusblatt ein: alle wichtigen Angaben, die Zervixschleimbeobachtungen, und die Abkürzungen für die Zervixschleimbeobachtungen (auf der 37 °C-Linie). (Lösung in Training 2)

1. Zyklustag: Der Zyklus beginnt mit dem ersten Tag der Regelblutung. Für Susanne P. ist das der 11. Oktober.
2. bis 4. Zyklustag: Die Menstruationsblutung ist an den ersten beiden Tagen ziemlich stark, am dritten und vierten Tag deutlich schwächer.
5. Zyklustag: Susanne P. blutet nicht mehr. Sie empfindet den Scheideneingang als trocken und beobachtet keinen Zervixschleim.
6. Zyklustag: Sie spürt am Scheideneingang nichts, hat auch keine Empfindung von „feucht“ und kann keinen Zervixschleim sehen.
7. Zyklustag: Susanne P. fühlt sich einige Male feucht, kann aber keinen Zervixschleim sehen.
8. und 9. Zyklustag: Sie empfindet wieder Feuchtigkeit und beobachtet weißlichen, klumpigen Zervixschleim, der nicht dehnbar ist.
10. Zyklustag: Sie beobachtet tagsüber weißlichen Zervixschleim und fühlt sich feucht. Abends ist der Zervixschleim glasig und dehnbar.
11. Zyklustag: Tagsüber hat sie das Gefühl, dass das Toilettenpapier leicht über den Scheideneingang rutscht, sie fühlt sich am Scheideneingang nass und kann fadenziehenden Zervixschleim von mehreren Zentimetern beobachten.
12. und 13. Zyklustag: Susanne P. empfindet am Scheideneingang absolute Nässe, am 13. Tag hat sie sogar das Gefühl, dass es wegrinnt wie Wasser.
14. Zyklustag: Sie fühlt sich den ganzen Tag feucht und beobachtet dehnbaren Zervixschleim.
15. Zyklustag: Das feuchte Gefühl bleibt weiter erhalten, der Zervixschleim sieht aber jetzt cremig aus.
16. Zyklustag: Der Scheidenbereich fühlt sich zwar noch feucht an, Susanne P. kann aber keinen Zervixschleim mehr sehen.
17. und 18. Zyklustag: Sie kann nun keinen Zervixschleim mehr empfinden und auch nichts mehr sehen.

Besonderheiten Störungen																				
Messzeit																				
Mittelschmerz Brustsymptom 37,5																				
37,4																				
37,3																				
37,2																				
37,1										+	+	+	+	+						
S-Abkürzung 37,0					t	Ø	f	S	S	S	S	S	S	S	S	f	Ø	Ø		
36,9																				
36,8																				
36,7																				
36,6																				
36,5																				
36,4																				
36,3																				
36,2																				
36,1																				
Basaltemperatur 36,0																				
Zyklustag	1	2	3	4	5	6	7	8	9	10	11	12	13	14	15	16	17	18	19	20
Datum: Oktober	11	12	13	14	15	16	17	18	19	20	21	22	23	24	25	26	27	28	29	30
Blutung	IIII	IIII	iiii	iiii																
Zervixschleim Empfinden/Fühlen					trocken	nichts	feucht	feucht	feucht	feucht	nass	nass	nass	feucht	feucht	feucht	nichts	nichts		
Zervixschleim Aussehen					—	—	—	weißl. klumpig	weißl. klumpig	glasig dehnbar	fadenziehend	—	wie Wasser	dehnbar	cremig	—	—	—		
Gebärmutterhals Lage + Öffnung																				
Gebärmutterhals Festigkeit																				
Verkehr																				
Fruchtbare Tage																				

Besonderheiten Störungen																				
Messzeit																				
Mittelschmerz Brustsymptom 37,5																				
37,4																				
37,3																				
37,2																				
37,1																				
S-Abkürzung 37,0																				
36,9																				
36,8																				
36,7																				
36,6																				
36,5																				
36,4																				
36,3																				
36,2																				
36,1																				
Basaltemperatur 36,0																				
Zyklustag	21	22	23	24	25	26	27	28	29	30	31	32	33	34	35	36	37	38	39	40
Datum:	31	1/11	2	3	4	5	6	7	8	9	10	11	12	13	14	15	16	17	18	19
Blutung																				
Zervixschleim Empfinden/Fühlen																				
Zervixschleim Aussehen																				
Gebärmutterhals Lage + Öffnung																				
Gebärmutterhals Festigkeit																				
Verkehr																				
Fruchtbare Tage																				

sensiPLAN®

Zyklus-Nr: 1

Messweise After ☐ Scheide ☐ Mund ☐

Früheste 1. höhere Messung aus den vorangegangenen Zyklen

minus 8

1. höhere Messung in diesem Zyklus

Wollen Sie in diesem Zyklus schwanger werden?

ja ☐
nein X
unentschieden ☐

Malteser
...weil Nähe zählt.

Eintragen der Temperatur

» Susanne P. misst jeden Morgen zwischen 7 und 8 Uhr rektal ihre Basaltemperatur mit einem analogen Thermometer.

Tragen Sie bitte alle wichtigen Beobachtungen in das Zyklusblatt ein.
Die Lösung von Training 1 ist hier bereits eingetragen.

1. Zyklustag: Sie liest zwischen den Teilstrichen 36,6 und 36,7 ab.
2. Zyklustag: Sie liest bei 36,7 ab.
3. Zyklustag: Sie vergisst zu messen.
4. Zyklustag: Das Thermometer zeigt 36,6.
5. Zyklustag: Susanne P. misst erst um 10 Uhr, weil sie am Abend vorher bei einer feucht-fröhlichen Party Alkohol getrunken hat. Das Thermometer zeigt 36,9.
6. Zyklustag: Die morgendliche Aufwachtemperatur liegt bei 36,6.
7. Zyklustag: Die morgendliche Aufwachtemperatur liegt ebenfalls bei 36,6.
8. und 9. Zyklustag: Susanne P. liest das Thermometer bei 36,5 ab.
10. Zyklustag: Die Temperatursäule steht zwischen den Teilstrichen 36,5 und 36,6.
11. Zyklustag: Susanne P. liest eine Aufwachtemperatur von 36,7 ab.
12. Zyklustag: Die Temperatur geht auf 36,5 zurück.
13. Zyklustag: Das Thermometer zeigt 36,6.
14. und 15. Zyklustag: Die Temperatur zeigt an beiden Tagen 36,8.
16. Zyklustag: Susanne P. misst 36,85.
17. Zyklustag: Die Temperatur liegt bei 36,9.
18. Zyklustag: Jetzt misst Susanne P. wieder 36,85.

Da Susanne P. die Möglichkeiten zur Bestimmung der unfruchtbaren Zeit am Zyklusanfang noch nicht kennt und auch nichts über ihre vergangenen Zyklen weiß, muss sie im 1. Zyklus zunächst einmal vom 1. Tag an Fruchtbarkeit annehmen.

Deshalb trägt sie in der Zeile „Fruchtbare Tage" jeden Tag ein „F" ein, und zwar so lange, bis sie mit Hilfe der Sensiplan-Regeln den Beginn der unfruchtbaren Zeit nach dem Eisprung feststellen kann.

Training 2 – Lösung

Körperbeobachtungen

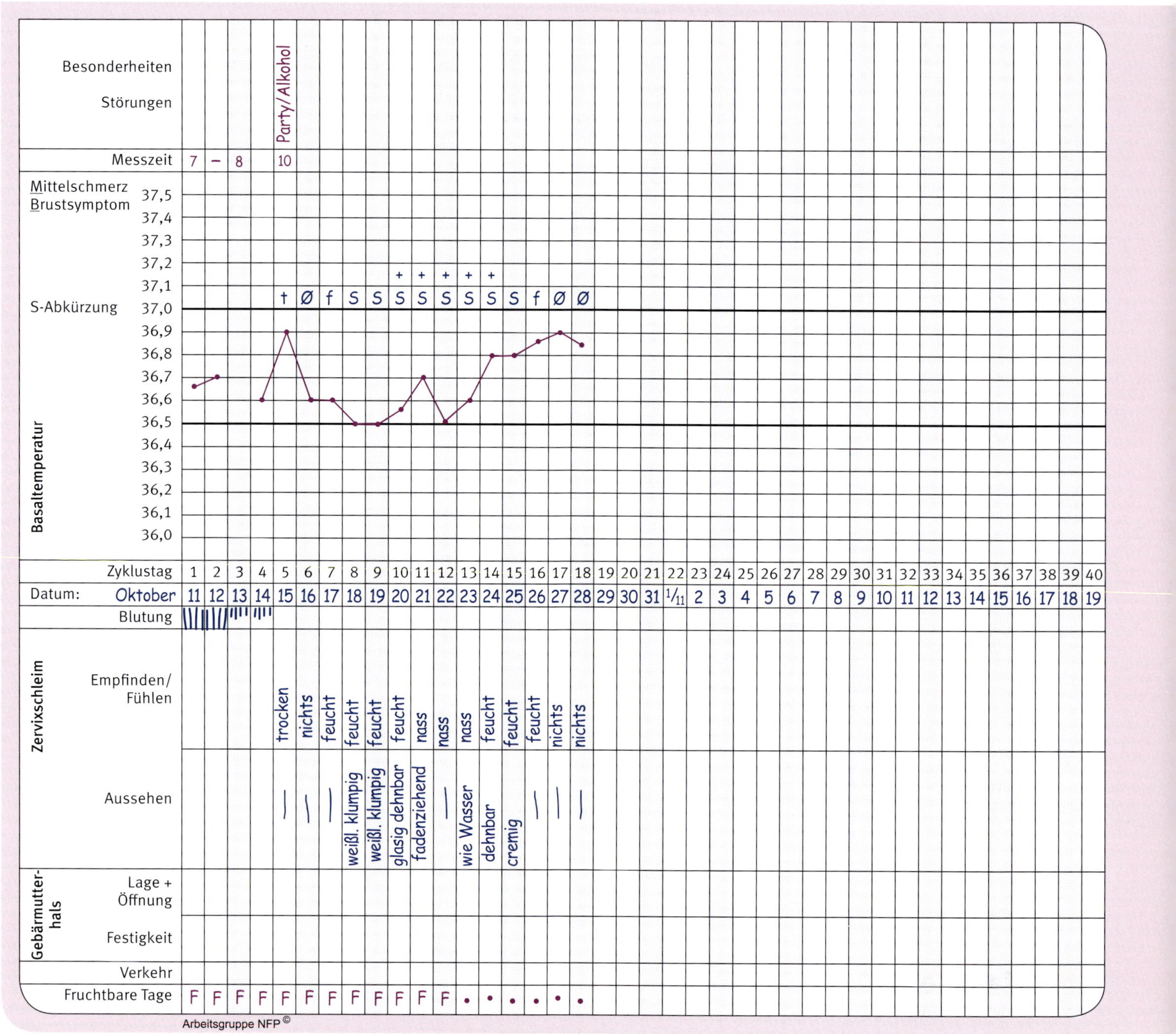

Eintragen der Temperatur

» Susanne P. hat alle Temperaturwerte, die sie gemessen hat, eingetragen. Da sie am 3. Zyklustag nicht gemessen hat und dieser Wert fehlt, werden die Messwerte vom 2. und 4. Zyklustag nicht miteinander verbunden.

sensiPLAN®

Zyklus-Nr: 1

Messweise
After X
Scheide
Mund

Früheste 1. höhere Messung aus den vorangegangenen Zyklen

minus 8

1. höhere Messung in diesem Zyklus

Wollen Sie in diesem Zyklus schwanger werden?
ja
nein X
unentschieden

Malteser
...weil Nähe zählt.

Besonderheiten Störungen																				
Messzeit																				
Mittelschmerz Brustsymptom 37,5																				
37,4																				
37,3																				
37,2																				
37,1																				
S-Abkürzung 37,0																				
36,9																				
36,8																				
36,7																				
36,6																				
36,5																				
36,4																				
36,3																				
36,2																				
36,1																				
Basaltemperatur 36,0																				
Zyklustag	1	2	3	4	5	6	7	8	9	10	11	12	13	14	15	16	17	18	19	20
Datum: Dezember	12	13	14	15	16	17	18	19	20	21	22	23	24	25	26	27	28	29	30	31
Blutung	|||	|||	|||	||	||															
Zervixschleim Empfinden/Fühlen						feucht	feucht	feucht	feucht	feucht	feucht	feucht	feucht	feucht	nass	feucht	nichts	nichts		
Zervixschleim Aussehen											dicklich	dicklich	klebrig	dehnbar	dehnbar	glasig	flüssig	dicklich				
Gebärmutterhals Lage + Öffnung																				
Gebärmutterhals Festigkeit																				
Verkehr																				
Fruchtbare Tage																				

Besonderheiten Störungen																				
Messzeit																				
Mittelschmerz Brustsymptom 37,5																				
37,4																				
37,3																				
37,2																				
37,1																				
S-Abkürzung 37,0																				
36,9																				
36,8																				
36,7																				
36,6																				
36,5																				
36,4																				
36,3																				
36,2																				
36,1																				
Basaltemperatur 36,0																				
Zyklustag	21	22	23	24	25	26	27	28	29	30	31	32	33	34	35	36	37	38	39	40
Datum	1/1	2	3	4	5	6	7	8	9	10	11	12	13	14	15	16	17	18	19	20
Blutung										|||	|||	||								
Zervixschleim Empfinden/Fühlen																				
Zervixschleim Aussehen																				
Gebärmutterhals Lage + Öffnung																				
Gebärmutterhals Festigkeit																				
Verkehr																				
Fruchtbare Tage																				

sensiPLAN®

Zyklus-Nr: 3

Messweise After ☐ Scheide ☐ Mund ☐

Früheste 1. höhere Messung aus den vorangegangenen Zyklen ☐☐

minus 8 ☐☐

1. höhere Messung in diesem Zyklus ☐☐

Wollen Sie in diesem Zyklus schwanger werden?

ja ☐

nein ☐

unentschieden ☐

Malteser ...weil Nähe zählt.

37,00	37,00
36,99	
36,98	
36,97	
36,96	
36,95	36,95
36,94	
36,93	
36,92	
36,91	
36,90	36,90
36,89	
36,88	
36,87	
36,86	
36,85	36,85
36,84	
36,83	
36,82	
36,81	
36,80	36,80
36,79	
36,78	
36,77	
36,76	
36,75	36,75
36,74	
36,73	
36,72	
36,71	
36,70	36,70
36,69	
36,68	
36,67	
36,66	
36,65	36,65
36,64	
36,63	
36,62	
36,61	
36,60	36,60
36,59	
36,58	
36,57	
36,56	
36,55	36,55
36,54	
36,53	
36,52	
36,51	
36,50	36,50
36,49	
36,48	
36,47	
36,46	
36,45	36,45
36,44	
36,43	
36,42	
36,41	
36,40	36,40
36,39	
36,38	
36,37	
36,36	
36,35	36,35
36,34	
36,33	
36,32	
36,31	
36,30	36,30
36,29	
36,28	
36,27	
36,26	
36,25	36,25
36,24	
36,23	
36,22	
36,21	
36,20	36,20
36,19	
36,18	
36,17	
36,16	
36,15	36,15
36,14	
36,13	
36,12	
36,11	
36,10	36,10
36,09	
36,08	
36,07	
36,06	
36,05	36,05
36,04	
36,03	
36,02	
36,01	
36,00	36,00

Eintragen von Temperatur und Zervixschleimabkürzungen

» **Susanne P. hat nun im dritten Zyklus ein Digitalthermometer angewendet. Sie misst jeden Morgen rektal zwischen 6 und 7 Uhr. Nach dem Signalton misst sie weiter, etwa drei Minuten lang. Sie beginnt mit den Messungen am vierten Zyklustag.**

Tragen Sie zunächst die Zervixschleimabkürzungen auf der 37 °C-Linie ein. Danach tragen Sie die Temperaturwerte ein. Runden Sie dabei nach dem üblichen Rundungsverfahren auf ein halbes Zehntel °C auf bzw. ab (vgl. Tab. 2 und Praxisbuch „Natürlich & sicher").

Am 4. Zyklustag zeigt die Digitalanzeige 36.44.
Am 5. Zyklustag zeigt die Digitalanzeige 36.48.
Am 6. Zyklustag zeigt die Digitalanzeige 36.38.
Am 7. Zyklustag zeigt die Digitalanzeige 36.56.
Am 8. Zyklustag zeigt die Digitalanzeige 36.59.
Am 9. Zyklustag zeigt die Digitalanzeige 36.42.
Am 10. Zyklustag zeigt die Digitalanzeige 36.34.
Am 11. Zyklustag zeigt die Digitalanzeige 36.49.
Am 12. Zyklustag zeigt die Digitalanzeige 36.40.
Am 13. Zyklustag zeigt die Digitalanzeige 36.32.
Am 14. Zyklustag zeigt die Digitalanzeige 36.45.
Am 15. Zyklustag zeigt die Digitalanzeige 36.33.
Am 16. Zyklustag zeigt die Digitalanzeige 36.55.
Am 17. Zyklustag zeigt die Digitalanzeige 36.66.
Am 18. Zyklustag zeigt die Digitalanzeige 36.74.

Tab. 2: Digitalthermometer und Rundungsverfahren

Beispiel für das Auf- und Abrunden der ermittelten Temperaturwerte bei der Messung mit einem Digitalthermometer:

36.50	= 36.50	36.51	= 36.50
36.52	= 36.50	36.53	= 36.55
36.54	= 36.55	36.55	= 36.55
36.56	= 36.55	36.57	= 36.55
36.58	= 36.60	36.59	= 36.60
36.60	= 36.60		

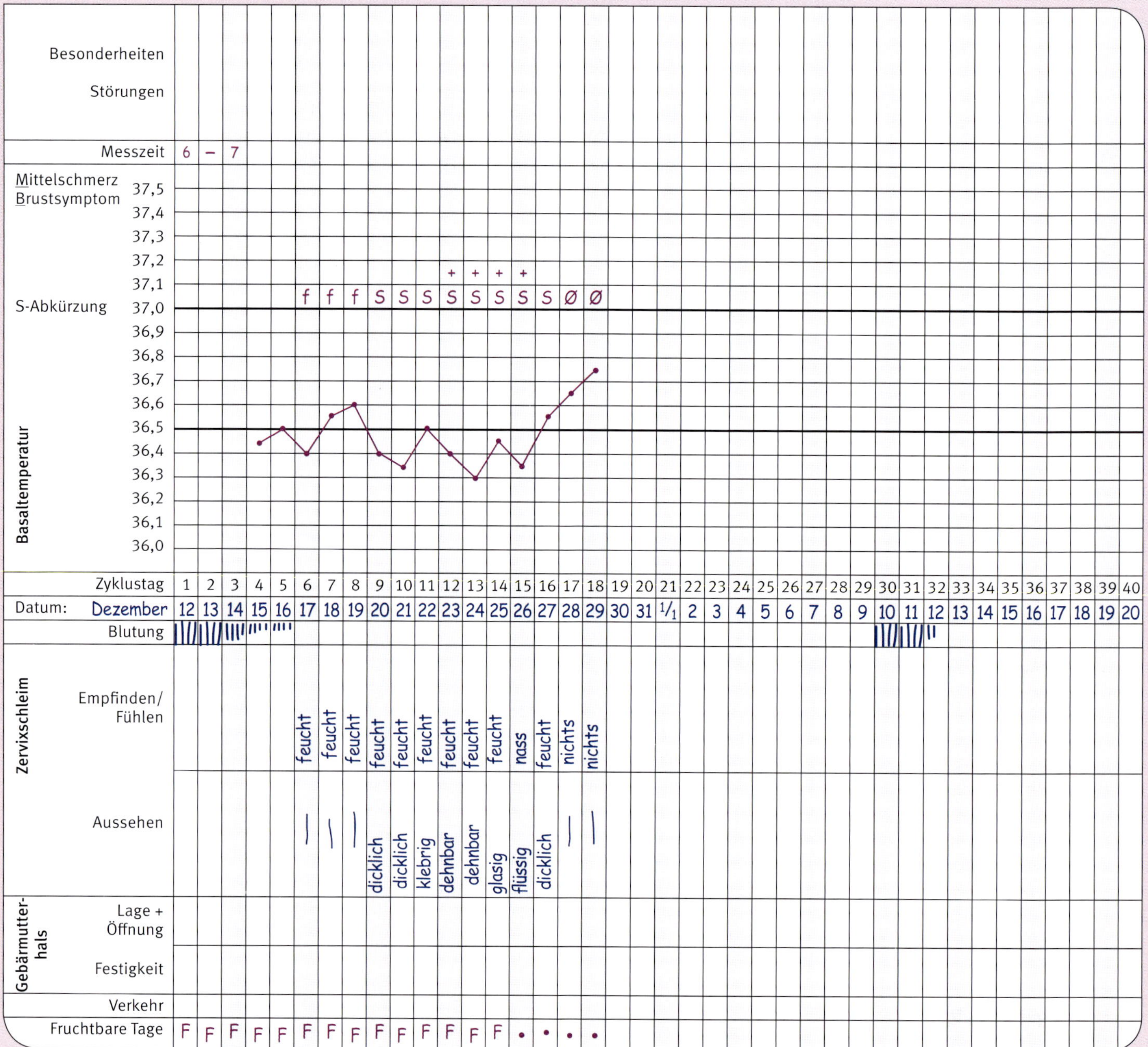
Besonderheiten
Störungen
Messzeit
6 – 7
Mittelschmerz
Brustsymptom
S-Abkürzung
Basaltemperatur
37,5
37,4
37,3
37,2
37,1
37,0
36,9
36,8
36,7
36,6
36,5
36,4
36,3
36,2
36,1
36,0
+ + + +
f f f S S S S S S S S Ø Ø
Zyklustag
1 2 3 4 5 6 7 8 9 10 11 12 13 14 15 16 17 18 19 20 21 22 23 24 25 26 27 28 29 30 31 32 33 34 35 36 37 38 39 40
Datum:
Dezember
12 13 14 15 16 17 18 19 20 21 22 23 24 25 26 27 28 29 30 31 1/1 2 3 4 5 6 7 8 9 10 11 12 13 14 15 16 17 18 19 20
Blutung
Zervixschleim
Empfinden/Fühlen
feucht feucht feucht feucht feucht feucht feucht feucht feucht nass feucht nichts nichts
Aussehen
dicklich dicklich klebrig dehnbar dehnbar glasig flüssig dicklich
Gebärmutterhals
Lage + Öffnung
Festigkeit
Verkehr
Fruchtbare Tage
F F F F F F F F F F F F F F • • • •

sensiPLAN®

Zyklus-Nr: 3

Messweise After X
Scheide
Mund

Früheste 1. höhere Messung aus den vorangegangenen Zyklen

minus 8

1. höhere Messung in diesem Zyklus

Wollen Sie in diesem Zyklus schwanger werden?
ja
nein
unentschieden

Malteser
...weil Nähe zählt.

Eintragen von Temperatur und Zervixschleimabkürzungen

» Susanne P. hat im dritten Zyklus ihre Temperatur mit einem Digitalthermometer gemessen und die gemessenen Werte in Orientierung an der Beispieltabelle (S. 25) ins Zyklusblatt eingetragen und parallel die Zervixschleimabkürzungen bestimmt.

Zyklustag	1	2	3	4	5	6	7	8	9	10	11	12	13	14	15	16	17	18	19	20
Besonderheiten / Störungen																				
Messzeit																				
Mittelschmerz / Brustsymptom 37,5																				
37,4																				
37,3																				
37,2																				
37,1																				
S-Abkürzung 37,0																				
36,9																				
36,8																				
36,7																				
36,6																				
Basaltemperatur 36,5																				
36,4																				
36,3																				
36,2																				
36,1																				
36,0																				
Datum: Januar	25	26	27	28	29	30	31	1/2	2	3	4	5	6	7	8	9	10	11	12	13
Blutung	IIII	IIII	IIII	IIII	IIII	IIII														
Zervixschleim Empfinden/Fühlen							nichts	nichts	nichts	feucht	feucht	nass	nass	nass	feucht	feucht	trocken	–	–	–
Zervixschleim Aussehen							–	–	gelblich	gelblich	weißlich	klumpig	dehnbar	–	gelblich	–	–	–	–	–
Gebärmutterhals Lage + Öffnung																				
Gebärmutterhals Festigkeit																				
Verkehr																				
Fruchtbare Tage																				

Zyklustag	21	22	23	24	25	26	27	28	29	30	31	32	33	34	35	36	37	38	39	40
Besonderheiten / Störungen																				
Messzeit																				
Mittelschmerz / Brustsymptom 37,5																				
37,4																				
37,3																				
37,2																				
37,1																				
S-Abkürzung 37,0																				
36,9																				
36,8																				
36,7																				
36,6																				
Basaltemperatur 36,5																				
36,4																				
36,3																				
36,2																				
36,1																				
36,0																				
Datum: Januar	14	15	16	17	18	19	20	21	22	23	24	25	26	27	28	1/3	2	3	4	5
Blutung									IIII											
Zervixschleim Empfinden/Fühlen	–	–	feucht	–	–	–	feucht	nass												
Zervixschleim Aussehen	–	–	gelblich	–	–	–	–	klar												
Gebärmutterhals Lage + Öffnung																				
Gebärmutterhals Festigkeit																				
Verkehr																				
Fruchtbare Tage																				

sensiPLAN®

Zyklus-Nr: 3

Messweise After
Scheide
Mund

Früheste 1. höhere Messung aus den vorangegangenen Zyklen

minus 8

1. höhere Messung in diesem Zyklus

Wollen Sie in diesem Zyklus schwanger werden?
ja
nein
unentschieden

Malteser
...weil Nähe zählt.

Zervixschleimabkürzungen

» Julia T., eine 17-jährige Schülerin, erlernt die Zervixschleimbeobachtung, um mehr über ihren Körper zu erfahren. Sie hat noch etwas Schwierigkeiten mit den Zervixschleimabkürzungen.

Tragen Sie die Abkürzungen auf der entsprechenden Linie ein.

Zyklustag	1	2	3	4	5	6	7	8	9	10	11	12	13	14	15	16	17	18	19	20
Besonderheiten / Störungen																				
Messzeit																				
Mittelschmerz / Brustsymptom 37,5																				
37,4																				
37,3																				
37,2																				
37,1												+	+	+						
S-Abkürzung 37,0							Ø	Ø	S	S	S	S	S	S	S	f	t	Ø	Ø	Ø
36,9																				
36,8																				
36,7																				
36,6																				
36,5																				
Basaltemperatur 36,4																				
36,3																				
36,2																				
36,1																				
36,0																				
Datum: Januar	25	26	27	28	29	30	31	1/2	2	3	4	5	6	7	8	9	10	11	12	13
Blutung	||||	||||	||||	||||	||||	||||														
Zervixschleim Empfinden/Fühlen							nichts	nichts	nichts	feucht	feucht	nass	nass	nass	feucht	feucht	trocken	|	|	|
Zervixschleim Aussehen							|	|	gelblich	gelblich	weißlich	klumpig	dehnbar	|	gelblich	|	|	|	|	|
Gebärmutterhals Lage + Öffnung																				
Gebärmutterhals Festigkeit																				
Verkehr																				
Fruchtbare Tage																				

Zyklustag	21	22	23	24	25	26	27	28	29	30	31	32	33	34	35	36	37	38	39	40
Besonderheiten / Störungen																				
Messzeit																				
Mittelschmerz / Brustsymptom 37,5																				
37,4																				
37,3																				
37,2																				
37,1								+												
S-Abkürzung 37,0	Ø	Ø	S	Ø	Ø	Ø	f	S												
36,9																				
36,8																				
36,7																				
36,6																				
36,5																				
Basaltemperatur 36,4																				
36,3																				
36,2																				
36,1																				
36,0																				
Datum: Januar	14	15	16	17	18	19	20	21	22	23	24	25	26	27	28	1/3	2	3	4	5
Blutung									||||											
Zervixschleim Empfinden/Fühlen	|	|	feucht	|	|	|	feucht	nass												
Zervixschleim Aussehen	|	|	gelblich	|	|	|	|	klar												
Gebärmutterhals Lage + Öffnung																				
Gebärmutterhals Festigkeit																				
Verkehr																				
Fruchtbare Tage																				

sensiPLAN®

Zyklus-Nr: 3

Messweise After
Scheide
Mund

Früheste 1. höhere Messung aus den vorangegangenen Zyklen

minus 8

1. höhere Messung in diesem Zyklus

Wollen Sie in diesem Zyklus schwanger werden?
ja
nein
unentschieden

Malteser
...weil Nähe zählt.

Zervixschleimabkürzungen

» Mithilfe der Übersichtstabelle (S. 16) hat Julia T. die Zervixschleimabkürzungen eingetragen.

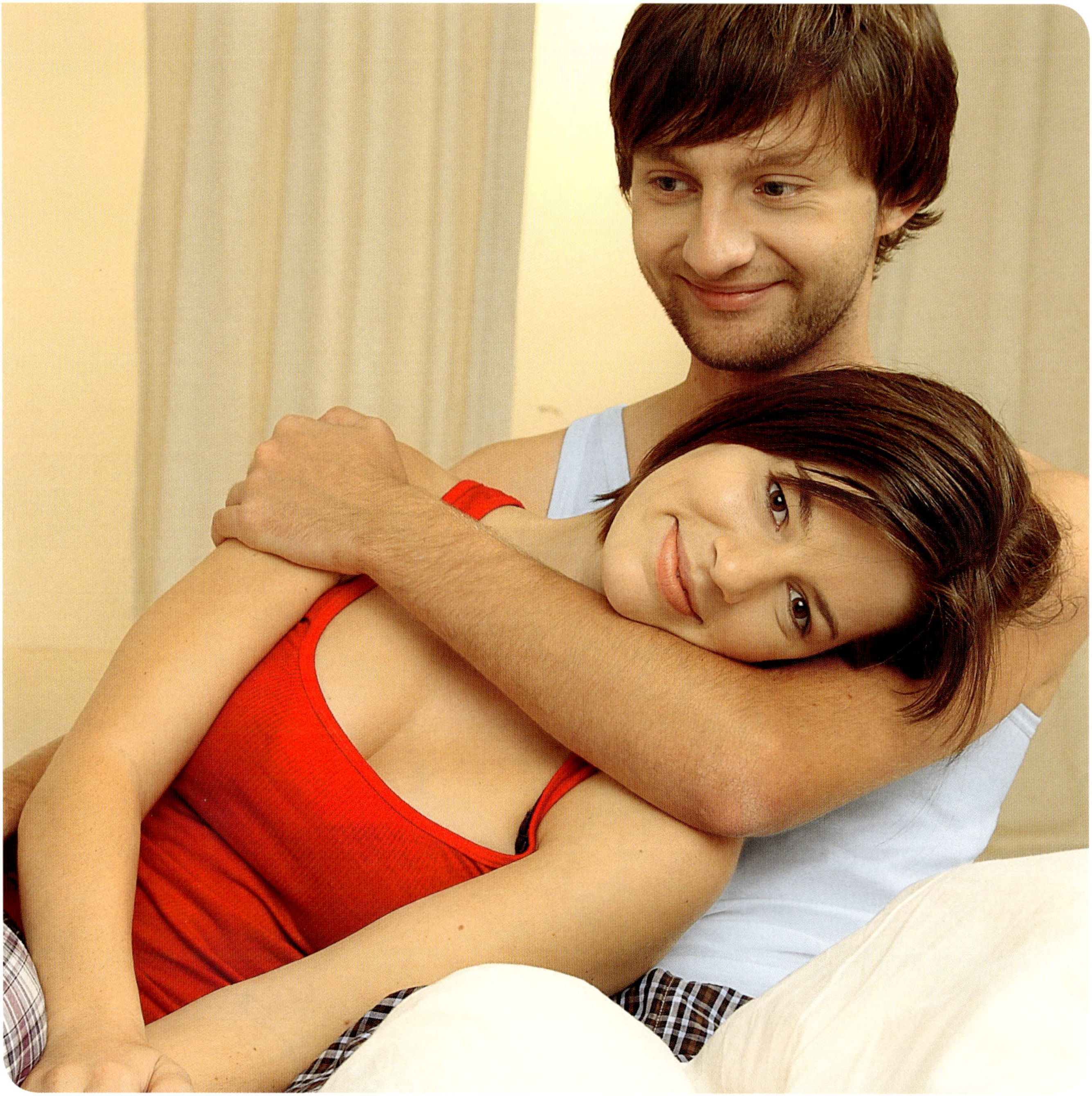

Temperaturmessung

Das Quiz zur Temperaturmessung

Kreuzen Sie im entsprechenden Kästchen an, ob die jeweilige Aussage richtig oder falsch ist.

Wie wird's gemacht?	richtig	falsch
Die Aufwachtemperatur muss morgens nach dem Aufstehen gemessen werden.		
Für die Messung der Temperatur kann man ein normales analoges Thermometer verwenden.		
Wenn zu verschiedenen Zeiten gemessen wird, stört dies auf jeden Fall die Temperatur.		
Zumindest die von der üblichen Messzeit abweichenden Zeiten müssen im Zyklusblatt vermerkt werden.		
Wenn die Nachtruhe gestört war, sollte man vor der Messung mindestens eine Stunde geschlafen oder geruht haben.		
Ein Thermometerwechsel ist für die Temperaturauswertung bedeutungslos.		
Die Temperatur kann im After (rektal), in der Scheide (vaginal) oder im Mund (oral) gemessen werden.		
Es sollte in einem Zyklus immer eine Messweise beibehalten werden, die auf dem Zyklusblatt vermerkt wird.		
Im After muss etwa 10 Minuten gemessen werden.		
Im Laufe des Vormittags kann man jederzeit messen, ohne dass das Auswirkungen auf den Temperaturwert hat.		
Es ist bedeutungslos, wenn der Temperaturwert heute sofort und morgen erst einige Stunden nach der Messung abgelesen wird.		
Wenn Veränderungen der gewohnten Lebensumstände, wie z. B. Stress, Reise oder Krankheit eintreten, so muss das auf dem Zyklusblatt in der Spalte „Störungen und Besonderheiten“ vermerkt werden.		
Bei der Messung mit einem Digitalthermometer wird präzise der Wert eingetragen, der angezeigt wird.		
Ereignisse, die die Temperatur stören könnten, werden immer an dem Tag ins Zyklusblatt eingetragen, an dem sie sich auswirken.		

Lösung Temperaturmessung

Wie wird's gemacht?	richtig	falsch
Die Aufwachtemperatur muss morgens nach dem Aufstehen gemessen werden.		X
Für die Messung der Temperatur kann man ein normales analoges Thermometer verwenden.	X	
Wenn zu verschiedenen Zeiten gemessen wird, stört dies auf jeden Fall die Temperatur.		X
Zumindest die von der üblichen Messzeit abweichenden Zeiten müssen im Zyklusblatt vermerkt werden.	X	
Wenn die Nachtruhe gestört war, sollte man vor der Messung mindestens eine Stunde geschlafen oder geruht haben.	X	
Ein Thermometerwechsel ist für die Temperaturauswertung bedeutungslos.		X
Die Temperatur kann im After (rektal), in der Scheide (vaginal) oder im Mund (oral) gemessen werden.	X	
Es sollte in einem Zyklus immer eine Messweise beibehalten werden, die auf dem Zyklusblatt vermerkt wird.	X	
Im After muss etwa 10 Minuten gemessen werden.		X
Im Laufe des Vormittags kann man jederzeit messen, ohne dass das Auswirkungen auf den Temperaturwert hat.		X
Es ist bedeutungslos, wenn der Temperaturwert heute sofort und morgen erst einige Stunden nach der Messung abgelesen wird.		X
Wenn Veränderungen der gewohnten Lebensumstände, wie z. B. Stress, Reise oder Krankheit eintreten, so muss das auf dem Zyklusblatt in der Spalte „Störungen und Besonderheiten" vermerkt werden.	X	
Bei der Messung mit einem Digitalthermometer wird präzise der Wert eingetragen, der angezeigt wird.		X
Ereignisse, die die Temperatur stören könnten, werden immer an dem Tag ins Zyklusblatt eingetragen, an dem sie sich auswirken.	X	

(Begründung und ausführliche Erläuterungen siehe Praxisbuch „Natürlich & sicher")

Beobachten des Gebärmutterhalses und Eintragen ins Zyklusblatt

Der Gebärmutterhals unterliegt ebenso wie Zervixschleim und Temperatur zyklischen Veränderungen, die ebenfalls zur Selbstbeobachtung herangezogen werden können. Die Beobachtung des Gebärmutterhalses ist eine Alternative zur Zervixschleimbeobachtung. Es empfiehlt sich aber, diese Selbstbeobachtung erst dann zu erlernen, wenn die Beobachtung des Zervixschleims sicher beherrscht wird. Erfahrungsgemäß ist das frühestens im zweiten Beobachtungszyklus der Fall.

Wie wird der Gebärmutterhals untersucht?

- einmal täglich
- in der gleichen Position und immer mit dem gleichen Finger
- in leicht gebeugter Haltung

Was wird beurteilt?

- der Öffnungsgrad des Muttermunds (geschlossen, teilweise geöffnet, vollständig geöffnet)
- die Lage (tiefer, höher)
- die Festigkeit (hart oder weich)

Beobachten weiterer Zeichen und Eintragen ins Zyklusblatt

Zu den häufiger im Zyklus auftretenden weiteren Zeichen der Fruchtbarkeit zählen Brustsymptom und Mittelschmerz, Zwischenblutungen aber auch Hauterscheinungen, Wassereinlagerungen (Ödeme), Gewichtsschwankungen, körperliche Leistungsfähigkeit, gesteigerte oder verminderte Libido etc. Diese Zeichen können zwar nicht nach einem festen Regelwerk ausgewertet werden, sie liefern den Frauen aber wertvolle Zusatzinformationen. Brustsymptom (B) und Mittelschmerz (M) werden in den dafür vorgesehenen Zeilen im Zyklusblatt eingetragen, weitere Zeichen in der Spalte „Störungen und Besonderheiten" vermerkt.

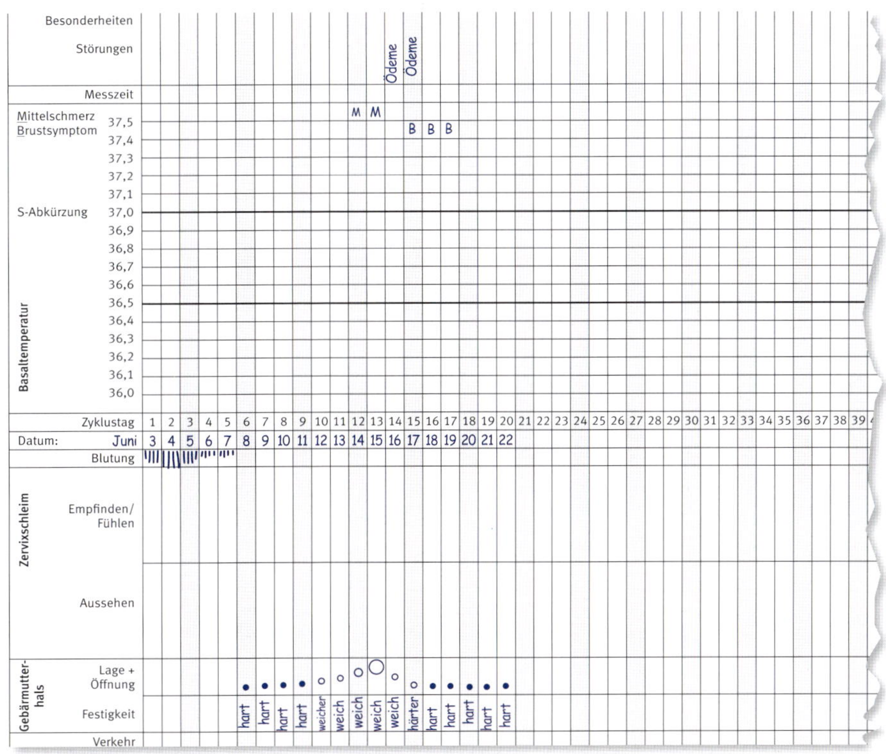

Abb. 5: Eintragen Beobachtungen Gebärmutterhals und weiterer Zeichen

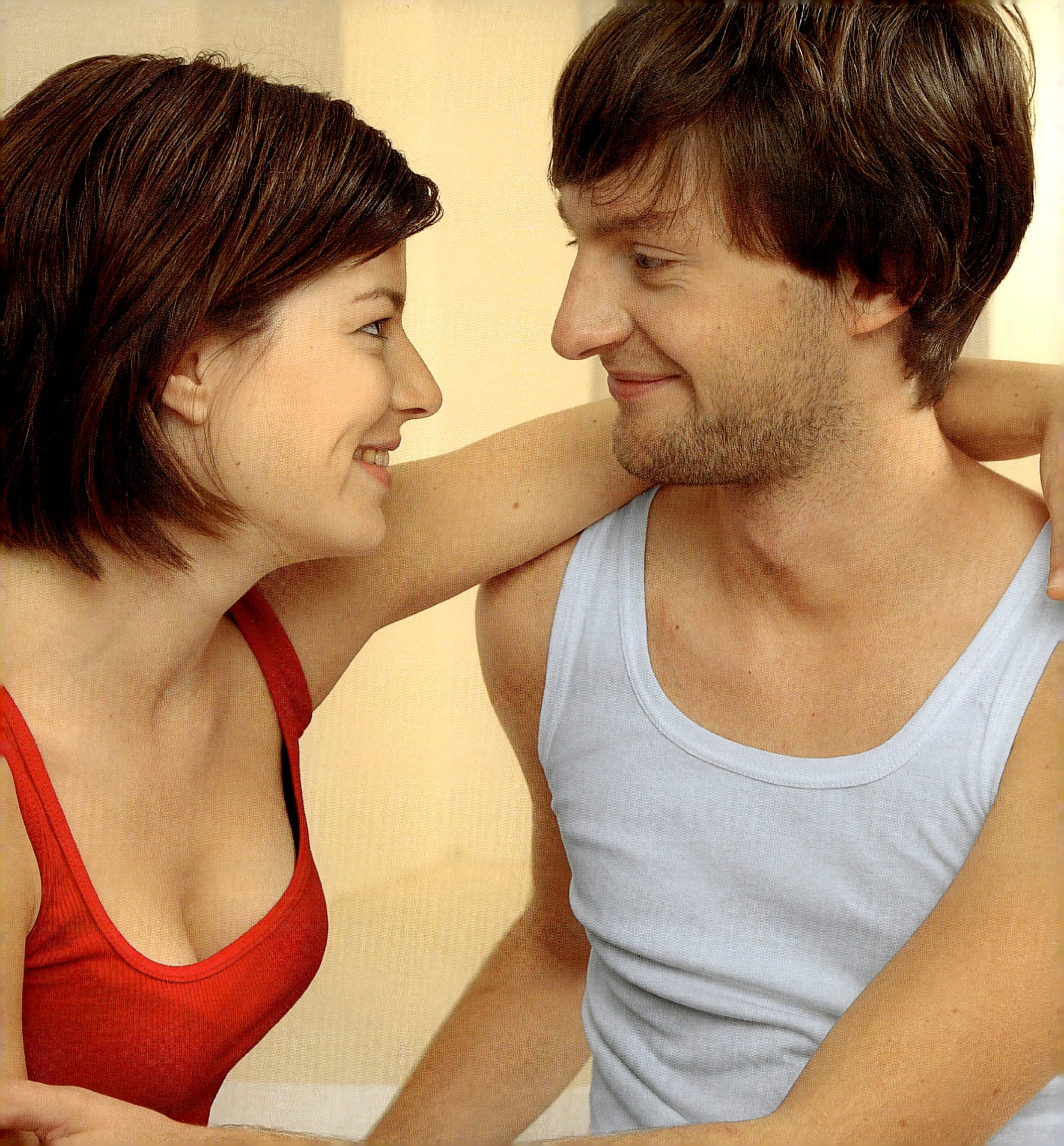

Die unfruchtbare Zeit nach dem Eisprung

Mithilfe der Zyklusbeobachtungen werden die fruchtbaren und unfruchtbaren Phasen im Zyklus bestimmt. In diesem Kapitel wird erläutert, wie die unfruchtbare Zeit nach dem Eisprung sicher erfasst werden kann.

Bestimmen der unfruchtbaren Zeit nach dem Eisprung

Für eine NFP-Anfängerin ist die Bestimmung der unfruchtbaren Zeit nach dem Eisprung am einfachsten. Mit Zervixschleimbeobachtung und Temperaturaufzeichnungen liegen die notwendigen Informationen dafür vor. Mithilfe des Umschwungs in der Zervixschleimqualität (Höhepunkt des Zervixschleimsymptoms) und des Temperaturanstiegs wird das Ende der fruchtbaren Phase nach dem Prinzip der doppelten Kontrolle bestimmt.

Auswerten der Zervixschleimbeobachtungen

Regel: Höhepunkt des Zervixschleimsymptoms

Der Höhepunkt des Zervixschleimsymptoms ist der letzte Tag mit der individuell besten Zervixschleimqualität. Diesen Höhepunkt können Sie immer erst im Nachhinein, also am Abend des folgenden Tages bestimmen, wenn der Umschwung zu einer minderen Zervixschleimqualität erfolgt ist. Kennzeichnen Sie ihn mit „H" über der entsprechenden Abkürzung (vgl. Abb. 6 und Praxisbuch „Natürlich & sicher").

Wie wird das Zervixschleimsymptom ausgewertet?

Zunächst bestimmen Sie den Höhepunkt des Zervixschleimsymptoms und kennzeichnen ihn mit einem H über der Zervixschleimabkürzung. Danach warten Sie noch drei Tage ab. Kennzeichen Sie diese Tage mit 1 – 2 – 3 (vgl. Praxisbuch „Natürlich & sicher").

Auswerten der Gebärmutterhalsbeobachtungen

Regel: Gebärmutterhals

Die unfruchtbare Zeit nach dem Eisprung beginnt am Abend des dritten Tages mit geschlossenem, hartem Gebärmutterhals in doppelter Kontrolle mit der Temperatur (vgl. Abb. 7 und Praxisbuch „Natürlich & sicher").

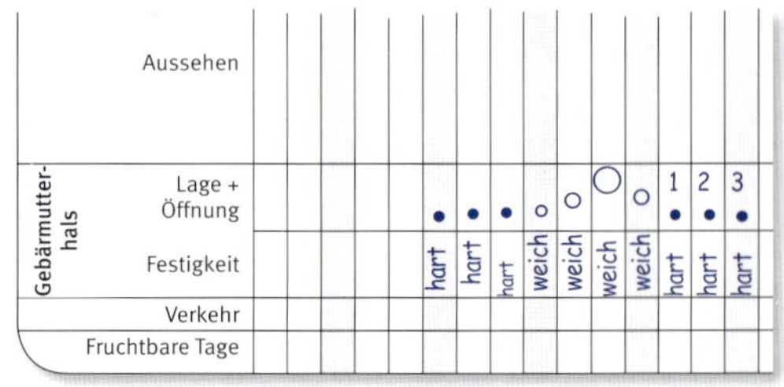

Abb. 7: Auswerten des Gebärmutterhalses

Auswerten der Temperaturmessungen

Regel: Temperaturanstieg

Ein Temperaturanstieg hat dann stattgefunden, wenn sich drei aufeinanderfolgende Messwerte finden, die alle höher sind als die sechs vorangegangenen Messwerte, wobei die 3. höhere Messung mindestens $^2/_{10}$ °C (= 2 Kästchen im Zyklusblatt) über dem höchsten der vorangegangenen sechs niedrigeren Temperaturwerte liegen muss (vgl. Abb. 8).

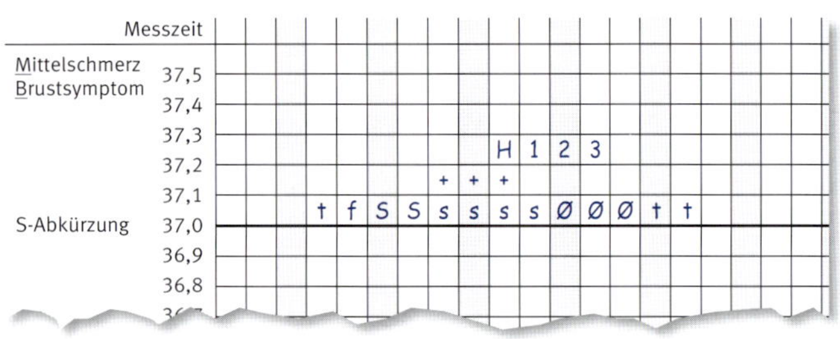

Abb. 6: Höhepunkt des Zervixschleimsymptoms

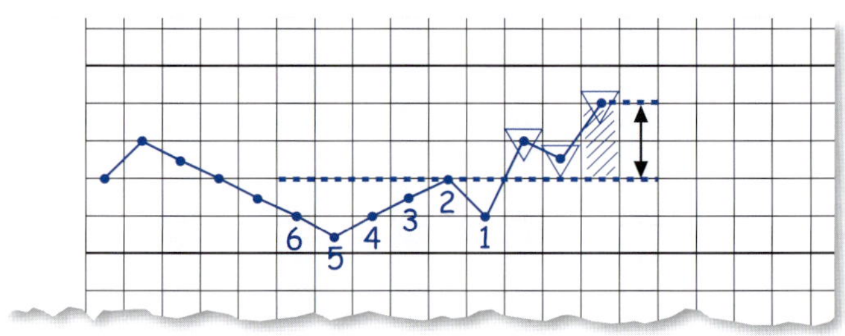

Abb. 8: Auswerten des Temperaturanstiegs

Und so geht's:

Tag für Tag wird jeder neue Temperaturwert mit den jeweils sechs vorangegangenen Werten verglichen. „Gestörte" Temperaturwerte werden dabei ausgeklammert und nicht berücksichtigt. Man sucht den Messwert im Temperaturverlauf, der erstmals höher liegt als jeder der Temperaturwerte, die an den sechs vorangegangenen Tagen gemessen wurden. Durch den höchsten der sechs niedrigen Werte wird eine Hilfslinie gezogen. Auch die Messwerte der beiden folgenden Tage müssen höher liegen als jeder der sechs niedrigen Werte.

Ist die Bedingung für die 3. höhere Messung – $^2/_{10}$ °C über dem höchsten der vorangegangenen sechs niedrigeren Temperaturwerte – erfüllt, dann werden die drei höheren Messungen auf dem Zyklusblatt mit einem Dreieck markiert. Damit ist die Temperaturauswertung abgeschlossen (vgl. Praxisbuch „Natürlich & sicher").

Ausnahmeregel 1 zur Temperatur:

Ist der 3. Temperaturwert keine $^2/_{10}$ °C höher, muss ein 4. Temperaturwert abgewartet werden. Dieser muss ebenfalls höher als die 6 vorangegangenen niedrigen Werte sein, d. h. über der Hilfslinie liegen, aber nicht unbedingt $^2/_{10}$ °C höher sein (vgl. Abb. 9).

Ausnahmeregel 2 zur Temperatur:

Zwischen den drei erforderlichen höheren Messungen kann eine unter oder auf die Hilfslinie fallen. Dieser Wert darf nicht berücksichtigt werden und wird deshalb nicht umrandet. Der dritte höhere Wert muss aber mindestens $^2/_{10}$ °C höher liegen (vgl. Abb. 10).

Ausnahmeregel 1 und 2 dürfen nicht miteinander kombiniert werden!

Bestimmen der unfruchtbaren Zeit nach dem Eisprung

Regel: Doppelte Kontrolle von Temperatur und Zervixschleim

Die unfruchtbare Zeit nach dem Eisprung beginnt entweder am Abend des 3. Tages nach dem Höhepunkt des Zervixschleimsymptoms oder am Abend des 3. Tages der erhöhten Temperatur, je nachdem, welches von beiden später kommt (vgl. Praxisbuch „Natürlich & sicher").

Der Beginn der unfruchtbaren Zeit nach dem Eisprung wird mit F/ in der untersten Zeile des Zyklusblattes („Fruchtbare Tage") markiert.

Eine weitere Möglichkeit

Regel: Doppelte Kontrolle von Temperatur und Gebärmutterhals

Die unfruchtbare Zeit nach dem Eisprung beginnt am Abend des dritten Tages mit geschlossenem, hartem Gebärmutterhals in doppelter Kontrolle mit der Temperatur (vgl. Praxisbuch „Natürlich & sicher").

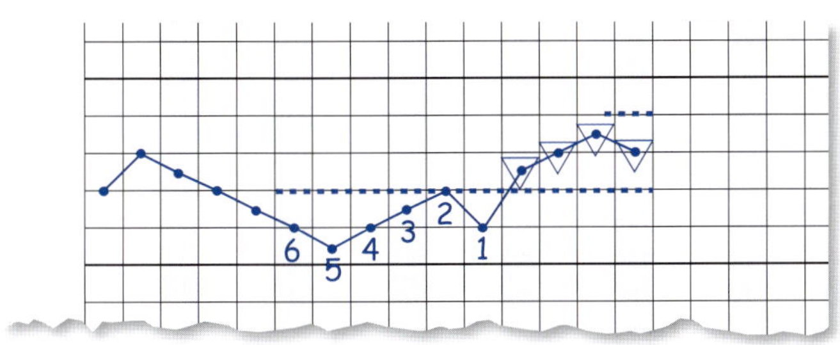

Abb. 9: Ausnahmeregel 1

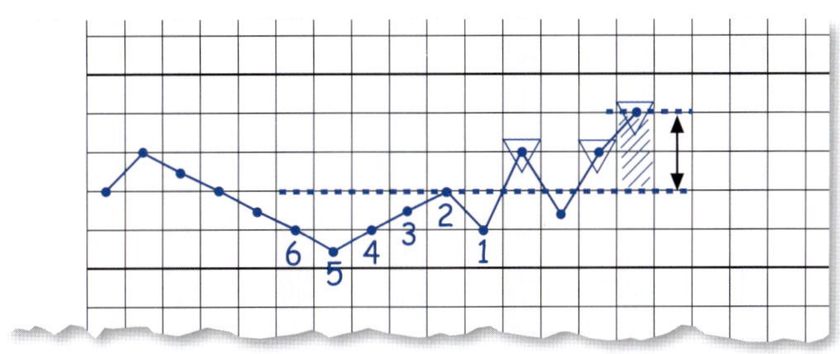

Abb. 10: Ausnahmeregel 2

						+	+					
†	†	†	f	S	S	S	S	S	†	†	†	†

						+	+					
S	S	S	S	S	S	S	S	f	S	f	f	f

†	†	f	f	S	S	†	†	†	†	†	†	†

				+	+		+					
Ø	Ø	f	S	S	S	S	S	S	f	f	†	†

						+						
†	†	f	S	S	S	S	S	f	f	Ø	Ø	Ø

							+	+	+			
Ø	Ø	Ø	f	f	S	S	S	S	S	S	S	Ø

f	f	f	f	f	f	S	f	f	f	f	Ø	Ø	Ø

†	†	Ø	Ø	Ø	f	f	f	Ø	Ø	Ø	†	†

sensiPLAN®

Bestimmen des Zervixschleimhöhepunkts

Jede Frau hat ihr individuelles Zervixschleimmuster. Während die meisten Frauen in jedem Zyklus Zervixschleim der $\overset{+}{S}$-Qualität wahrnehmen, beobachten manche diesen Zervixschleimtyp selten oder nie. Trotzdem können diese Frauen ihren Zervixschleimhöhepunkt bestimmen. Hier einige Bespiele.

Werten Sie die Zervixschleimbeobachtungen aus, indem Sie den Zervixschleimhöhepunkt mit einem „H" über der Abkürzung markieren und die drei folgenden Tage nummerieren (H 1–2–3).

Malteser
...weil Nähe zählt.

								H	1	2	3			
							+	+						
	†	†	†	f	S	S	S	S	S	†	†	†	†	

								H	1	2	3			
							+	+						
	S	S	S	S	S	S	S	S	f	S	f	f	f	

						H	1	2	3					
	†	†	f	f	S	S	†	†	†	†	†	†	†	

						H	1	H	1	2	3			
					+	+		+						
	Ø	Ø	f	S	S	S	S	S	S	f	f	†	†	

							H	1	2	3				
							+							
	†	†	f	S	S	S	S	S	f	f	Ø	Ø	Ø	

										H	1	2	3	
								+	+	+				
	Ø	Ø	Ø	f	f	S	S	S	S	S	S	S	Ø	

							H	1	2	3				
	f	f	f	f	f	f	S	f	f	f	f	Ø	Ø	Ø

								H	1	2	3			
	†	†	Ø	Ø	Ø	f	f	f	Ø	Ø	Ø	†	†	

sensiPLAN®

Bestimmen des Zervixschleim-höhepunkts

In den Beispielen wird deutlich, dass auch bei Vorliegen von Zervixschleim minderer Qualität der Höhepunkt des Zervixschleimsymptoms sicher zu bestimmen ist.

Malteser
...weil Nähe zählt.

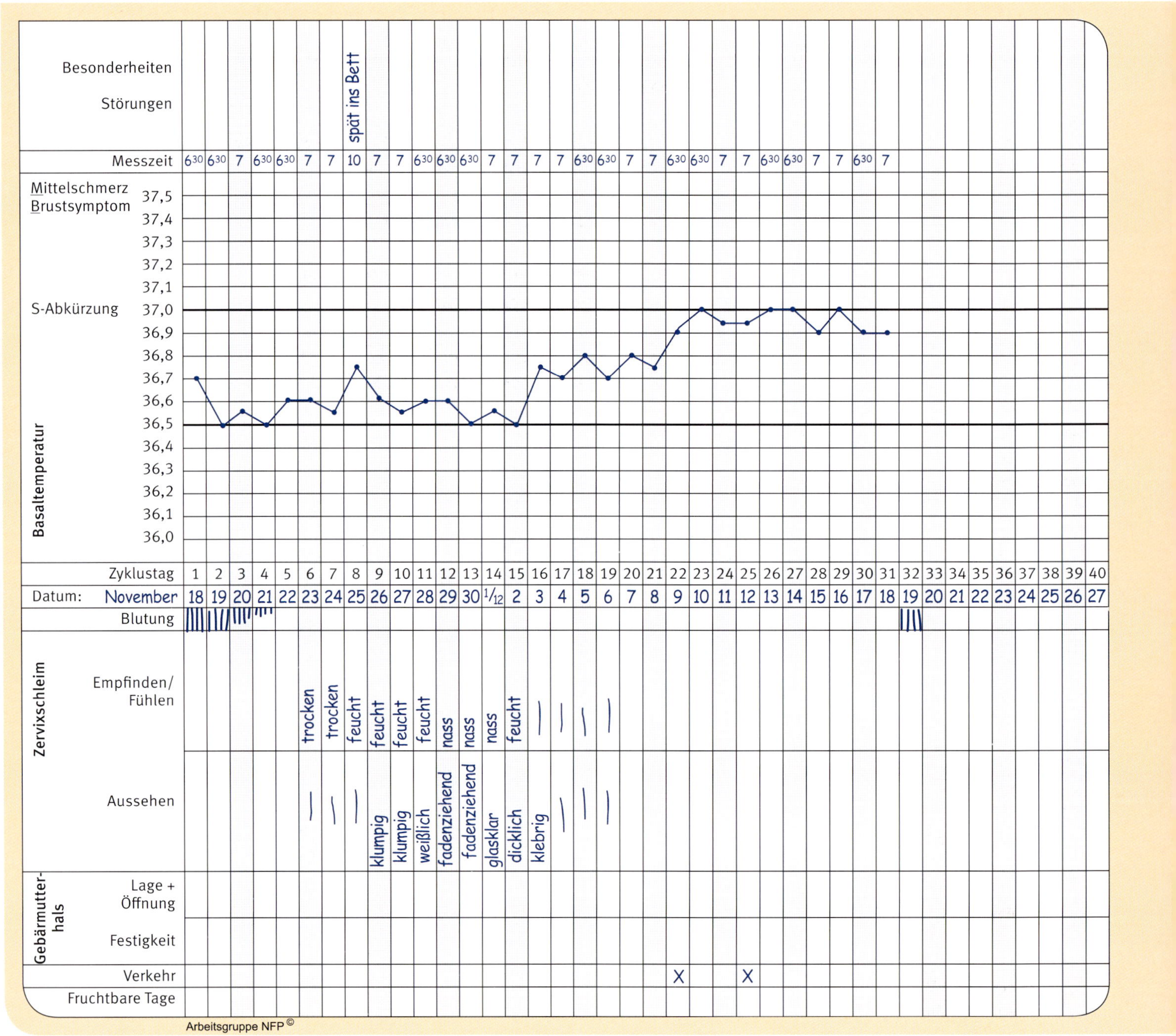
Besonderheiten
Störungen
spät ins Bett
Messzeit
6³⁰ 6³⁰ 7 6³⁰ 6³⁰ 7 7 10 7 7 6³⁰ 6³⁰ 6³⁰ 7 7 7 7 6³⁰ 6³⁰ 7 7 6³⁰ 6³⁰ 7 7 6³⁰ 6³⁰ 7 7 6³⁰ 7
Mittelschmerz
Brustsymptom
S-Abkürzung
Basaltemperatur
37,5 37,4 37,3 37,2 37,1 37,0 36,9 36,8 36,7 36,6 36,5 36,4 36,3 36,2 36,1 36,0
Zyklustag
1 2 3 4 5 6 7 8 9 10 11 12 13 14 15 16 17 18 19 20 21 22 23 24 25 26 27 28 29 30 31 32 33 34 35 36 37 38 39 40
Datum: November
18 19 20 21 22 23 24 25 26 27 28 29 30 1/12 2 3 4 5 6 7 8 9 10 11 12 13 14 15 16 17 18 19 20 21 22 23 24 25 26 27
Blutung
Zervixschleim
Empfinden/ Fühlen
trocken trocken feucht feucht feucht feucht nass nass nass feucht
Aussehen
klumpig klumpig weißlich fadenziehend fadenziehend glasklar dicklich klebrig
Gebärmutterhals
Lage + Öffnung
Festigkeit
Verkehr
X X
Fruchtbare Tage
Arbeitsgruppe NFP ©

sensiPLAN®

Zyklus-Nr: 1

Messweise After X
Scheide
Mund

Früheste 1. höhere Messung aus den vorangegangenen Zyklen

minus 8

1. höhere Messung in diesem Zyklus

Wollen Sie in diesem Zyklus schwanger werden?
ja
nein X
unentschieden

Malteser
...weil Nähe zählt.

Unfruchtbare Zeit nach dem Eisprung

» Michaela S., 23-jährige Kauffrau, Anfängerin, die ihren ersten Zyklus beobachtet.

1. Tragen Sie die Zervixschleimabkürzungen ein und bestimmen Sie den Höhepunkt des Zervixschleimsymptoms.

2. Gibt es Störungen und Besonderheiten?

3. Bestimmen Sie die 1. höhere Messung und tragen Sie die 1. höhere Messung in die rechte Spalte ein.

4. Bestimmen Sie den Beginn der unfruchtbaren Zeit nach dem Eisprung und kennzeichnen Sie alle fruchtbaren Tage durch ein „F“.

Training 7 – Lösung

Die unfruchtbare Zeit nach dem Eisprung

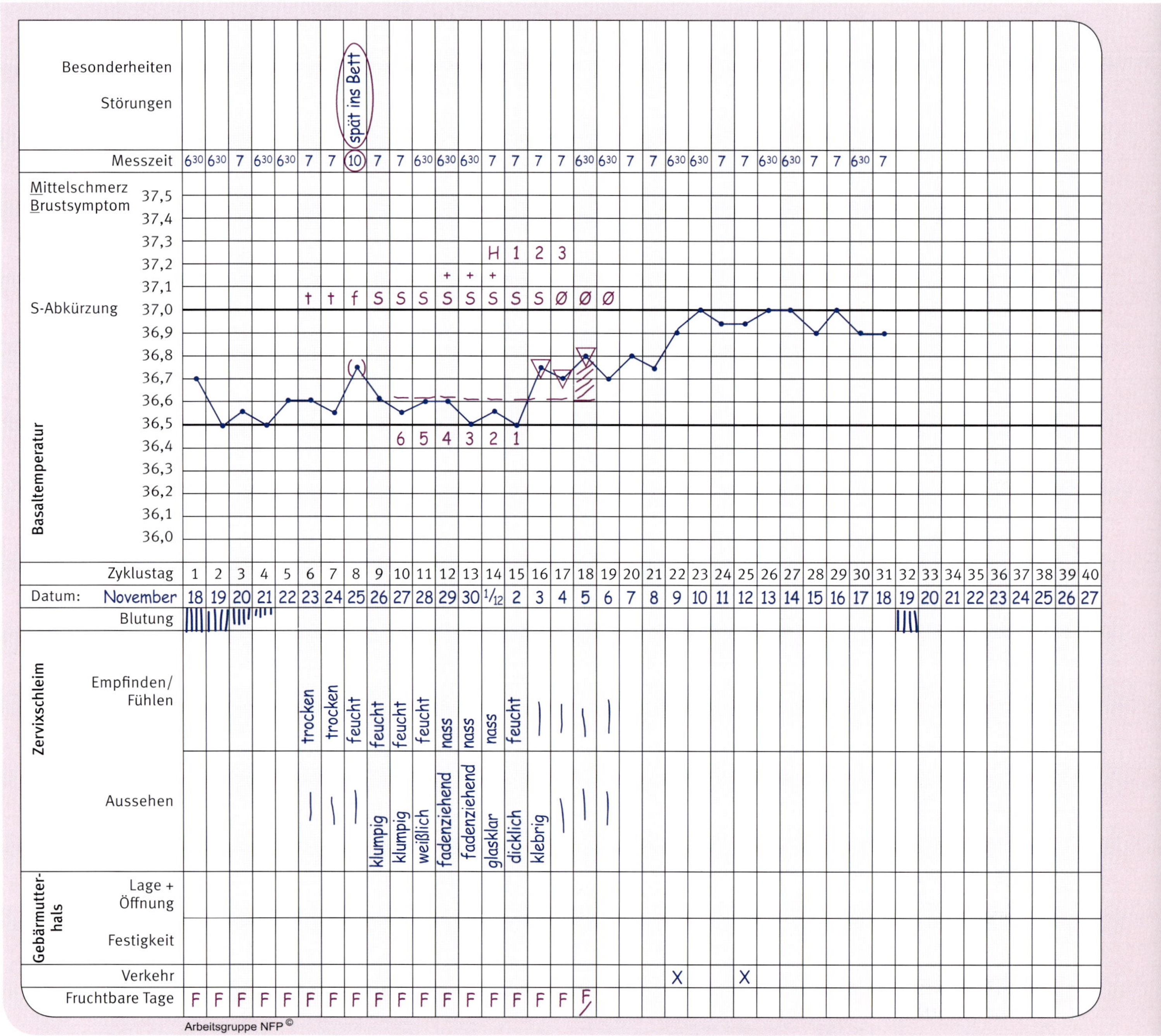

sensiPLAN®

Zyklus-Nr: 1

Messweise
After X
Scheide
Mund

Früheste 1. höhere Messung aus den vorangegangenen Zyklen

minus 8

1. höhere Messung in diesem Zyklus 16

Wollen Sie in diesem Zyklus schwanger werden?
ja
nein X
unentschieden

Malteser ...weil Nähe zählt.

Unfruchtbare Zeit nach dem Eisprung

1. Der **Höhepunkt** des Zervixschleimsymptoms ist am **14. Zyklustag**.

2. Die **Messung am 8. Zyklustag ist gestört (veränderte Messzeit und „spät ins Bett")** und wird **ausgeklammert**.

3. Die **1. höhere Messung** ist am **16. Zyklustag**.

4. Die unfruchtbare Zeit nach dem Eisprung beginnt am **Abend des 18. Zyklustages** und ist durch F/ gekennzeichnet.

Hinweis: Da Michaela S. ihren ersten Zyklus beobachtet, besteht Fruchtbarkeit von Anfang an.

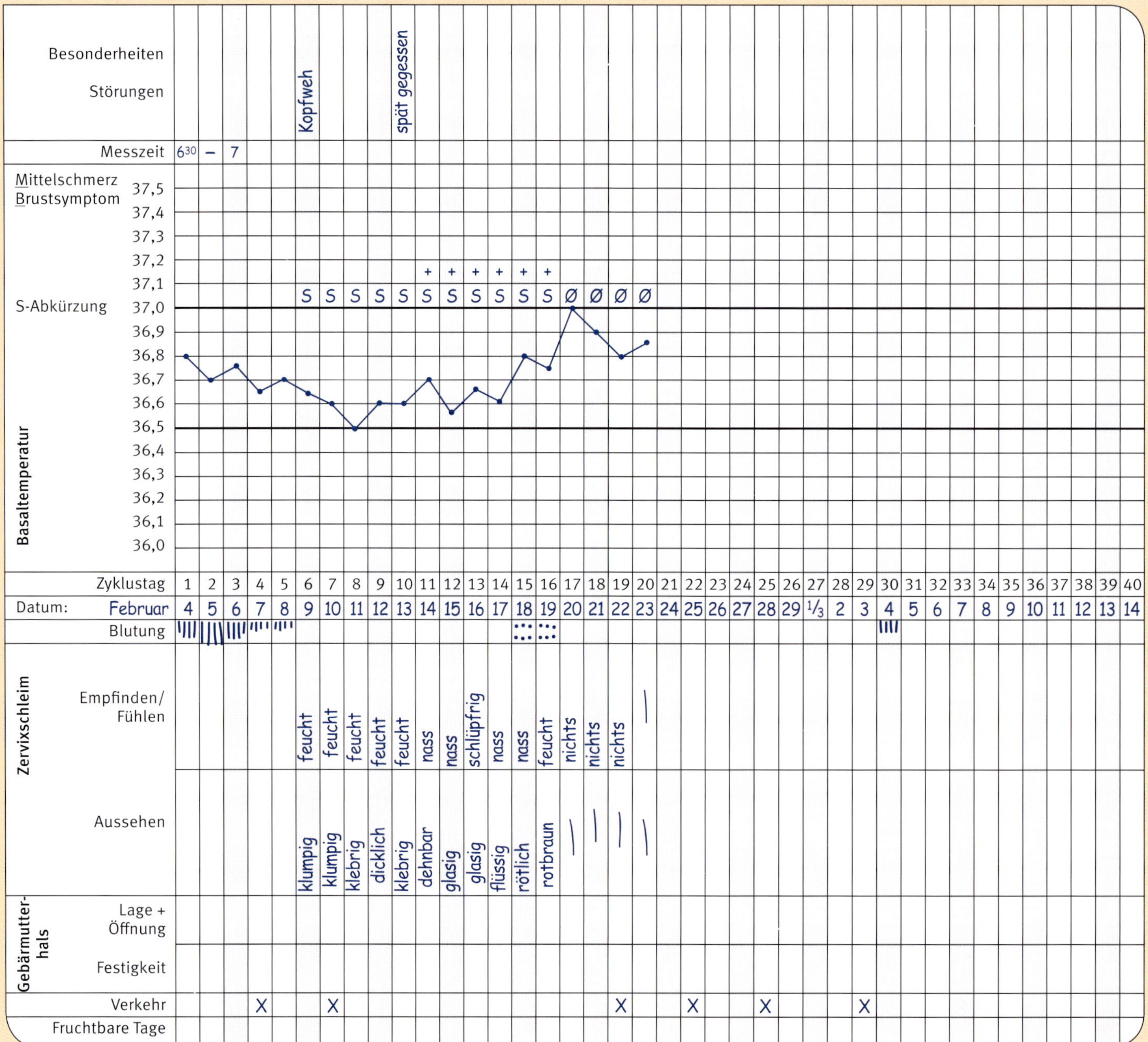

Arbeitsgruppe NFP ©

sensiPLAN®

Zyklus-Nr: 7

Messweise After X
Scheide
Mund

Früheste 1. höhere Messung aus den vorangegangenen Zyklen 1 4

minus 8

1. höhere Messung in diesem Zyklus

Wollen Sie in diesem Zyklus schwanger werden?
ja
nein
unentschieden X

Malteser
...weil Nähe zählt.

Unfruchtbare Zeit nach dem Eisprung

» **Angelika B., Erzieherin, zwei Kinder, Kinderwunsch unentschieden**

1. Bestimmen Sie den Höhepunkt des Zervixschleimsymptoms.
2. Gibt es Störungen und Besonderheiten?
3. Bestimmen Sie die 1. höhere Messung und tragen Sie die 1. höhere Messung in die rechte Spalte ein.
4. Bestimmen Sie den Beginn der unfruchtbaren Zeit nach dem Eisprung.

Training 8 – Lösung Die unfruchtbare Zeit nach dem Eisprung

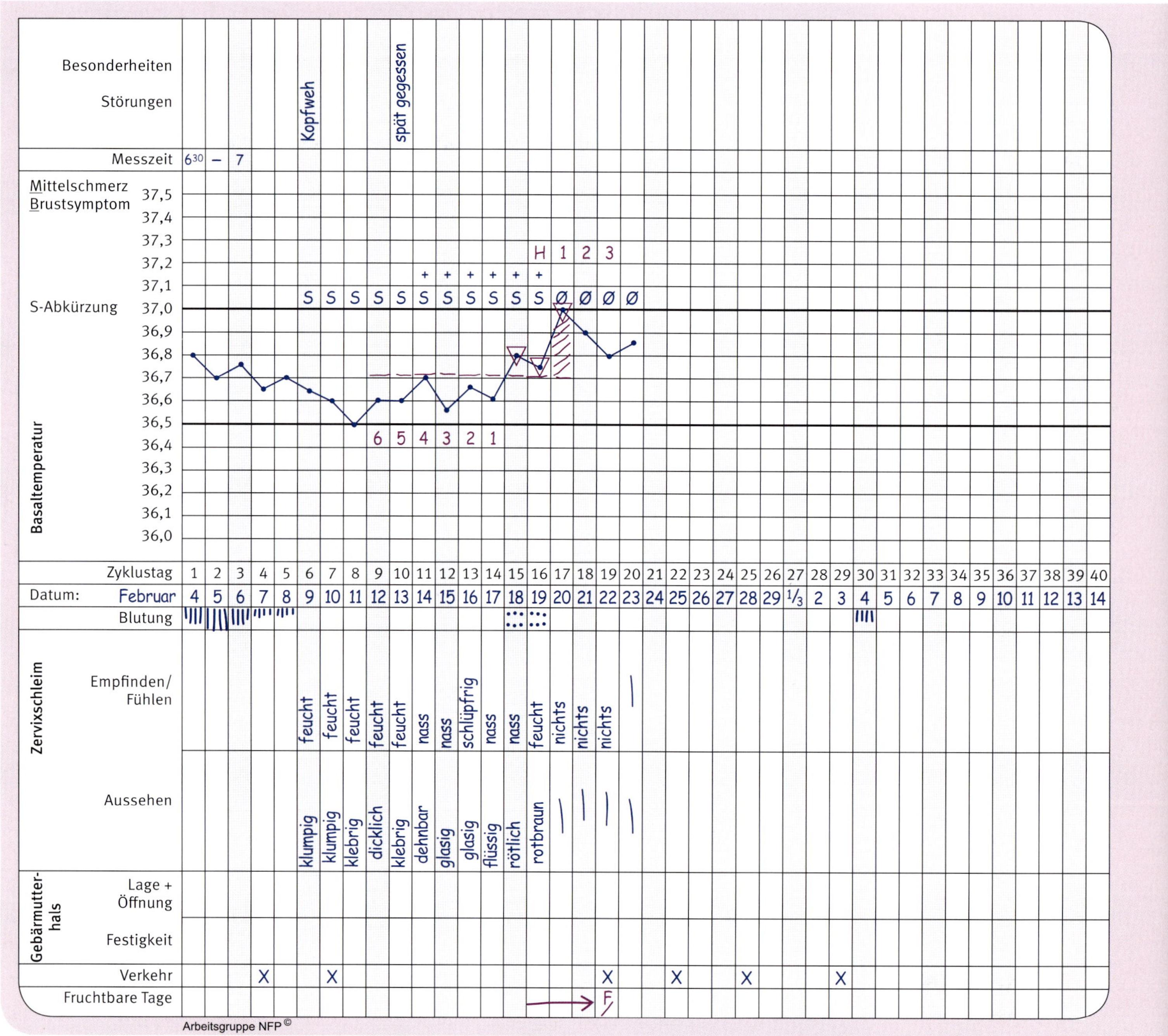

sensiPLAN®

Zyklus-Nr: 7

Messweise
After X
Scheide
Mund

Früheste 1. höhere Messung aus den vorangegangenen Zyklen 14

minus 8

1. höhere Messung in diesem Zyklus 15

Wollen Sie in diesem Zyklus schwanger werden?
ja
nein
unentschieden X

Malteser
...weil Nähe zählt.

Unfruchtbare Zeit nach dem Eisprung

1. Der **Höhepunkt** des Zervixschleimsymptoms ist am **16. Zyklustag**.
2. Am **6. und 10. Zyklustag** sind mögliche **Störfaktoren** eingetragen, die bei Angelika B. in diesem Zyklus nicht zu einer Erhöhung der Temperatur führen.
3. Die **1. höhere Messung** ist am **15. Zyklustag**.
4. Die **unfruchtbare Zeit nach dem Eisprung** beginnt **am Abend des 19. Zyklustages**.

Am 15. und 16. Zyklustag sind leichte Zwischenblutungen aufgetreten.

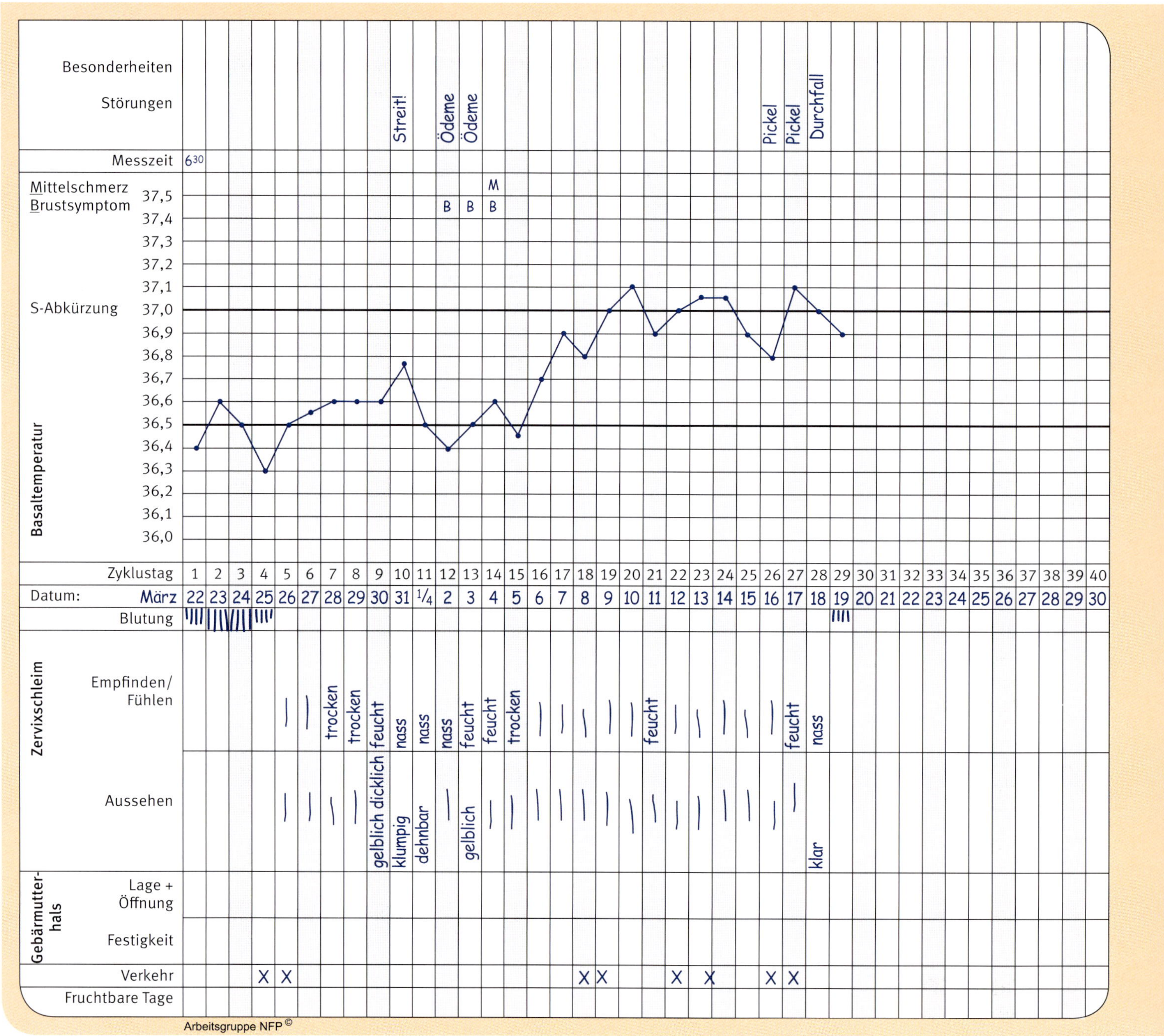
Besonderheiten
Störungen
Streit!
Ödeme
Ödeme
Pickel
Pickel
Durchfall
Messzeit
6 30
Mittelschmerz
Brustsymptom
M
B B B
37,5
37,4
37,3
37,2
37,1
S-Abkürzung
37,0
36,9
36,8
36,7
36,6
36,5
36,4
36,3
36,2
36,1
36,0
Basaltemperatur
Zyklustag
1 2 3 4 5 6 7 8 9 10 11 12 13 14 15 16 17 18 19 20 21 22 23 24 25 26 27 28 29 30 31 32 33 34 35 36 37 38 39 40
Datum: März
22 23 24 25 26 27 28 29 30 31 1/4 2 3 4 5 6 7 8 9 10 11 12 13 14 15 16 17 18 19 20 21 22 23 24 25 26 27 28 29 30
Blutung
Zervixschleim
Empfinden/ Fühlen
trocken
trocken
feucht
nass
nass
nass
feucht
feucht
trocken
feucht
feucht
nass
Aussehen
gelblich dicklich
klumpig
dehnbar
gelblich
klar
Gebärmutter-hals
Lage + Öffnung
Festigkeit
Verkehr
X X X X X X X X
Fruchtbare Tage
Arbeitsgruppe NFP ©

sensiPLAN®

Zyklus-Nr: 34

Messweise
After X
Scheide
Mund

Früheste 1. höhere Messung aus den vorangegangenen Zyklen 14

minus 8

1. höhere Messung in diesem Zyklus

Wollen Sie in diesem Zyklus schwanger werden?
ja
nein X
unentschieden

Malteser ...weil Nähe zählt.

Unfruchtbare Zeit nach dem Eisprung

» **Kirsten O., 27-jährige Arzthelferin, keine Kinder, kein Kinderwunsch, wendet seit knapp drei Jahren Sensiplan an.**

1. Tragen Sie die Zervixschleimabkürzungen ein und bestimmen Sie den Höhepunkt des Zervixschleimsymptoms.

2. Gibt es Störungen und Besonderheiten?

3. Bestimmen Sie die 1. höhere Messung und tragen Sie die 1. höhere Messung in die rechte Spalte ein.

4. Bestimmen Sie den Beginn der unfruchtbaren Zeit nach dem Eisprung.

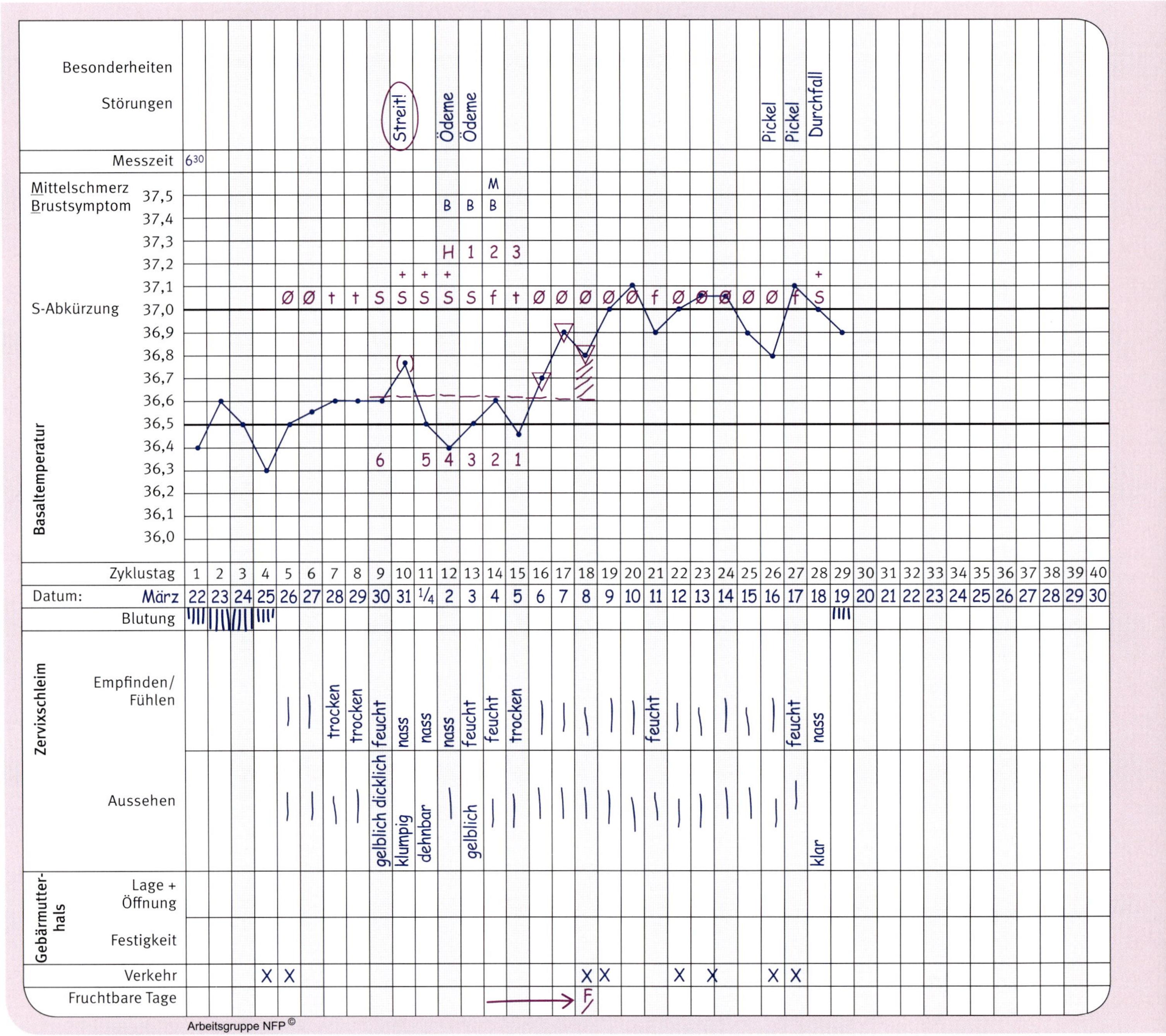

Arbeitsgruppe NFP ©

sensiPLAN®

Zyklus-Nr: 34

Messweise After X
Scheide
Mund

Früheste 1. höhere Messung aus den vorangegangenen Zyklen 14

minus 8

1. höhere Messung in diesem Zyklus 16

Wollen Sie in diesem Zyklus schwanger werden?
ja
nein X
unentschieden

Malteser
...weil Nähe zählt.

Unfruchtbare Zeit nach dem Eisprung

1. Der **Höhepunkt** des Zervixschleimsymptoms ist am **12. Zyklustag**.

2. Am 10. Zyklustag ist Streit als Störung eingetragen, die zu einer Erhöhung der Temperatur führt. Deshalb wird der Wert ausgeklammert und zählt beim Zurückzählen der sechs niedrigen Werte nicht mit.
   Als Besonderheit bemerkt Kirsten O. am 12. und 13. Zyklustag Wassereinlagerungen im Gewebe (Ödeme).

3. Die **1. höhere Messung** ist am **16. Zyklustag**.

4. Die **unfruchtbare Zeit nach dem Eisprung** beginnt am **Abend des 18. Zyklustages**.

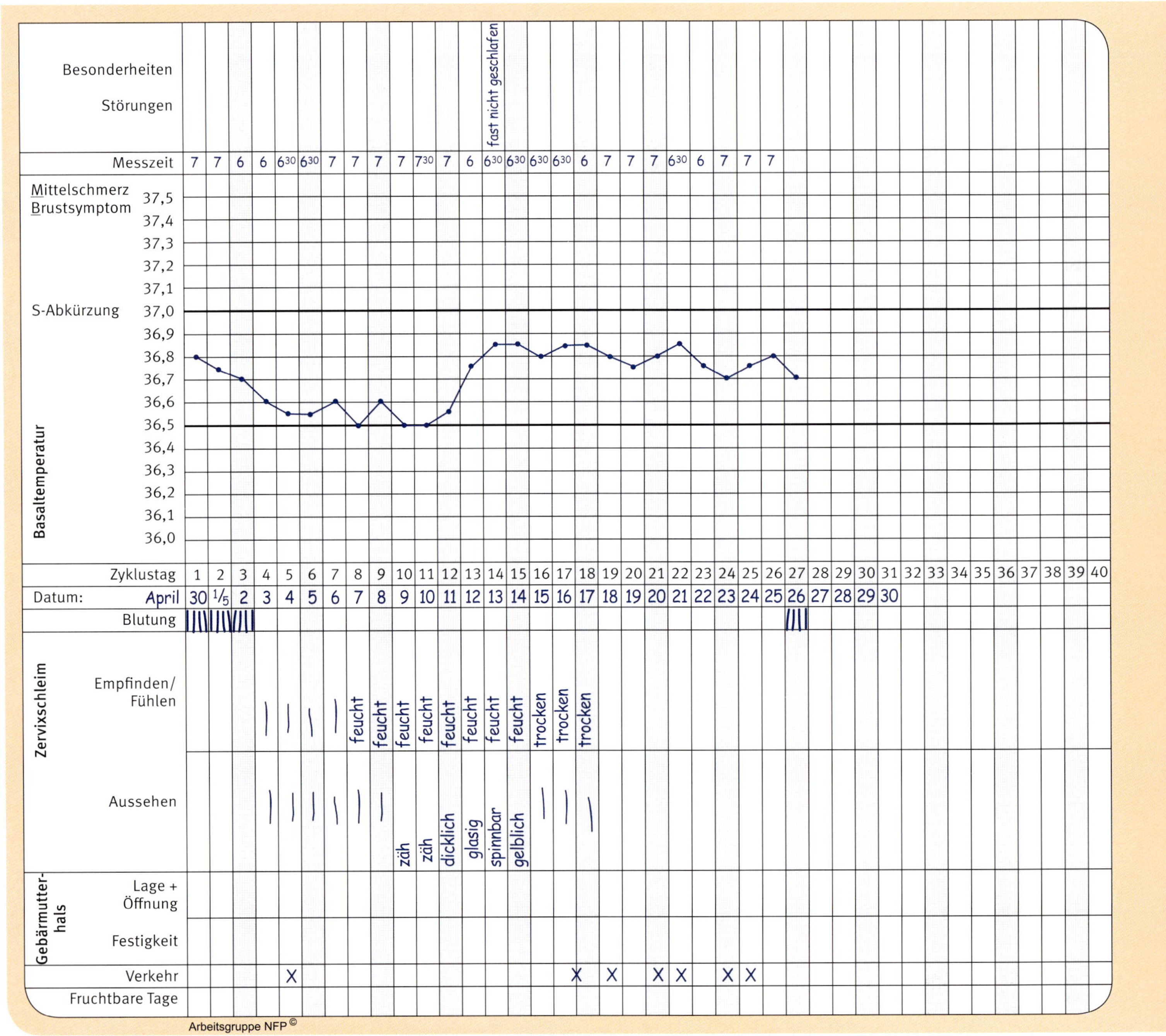
Besonderheiten
Störungen
fast nicht geschlafen
Messzeit
7 7 6 6 6³⁰ 6³⁰ 7 7 7 7 7³⁰ 7 6 6³⁰ 6³⁰ 6³⁰ 6³⁰ 6 7 7 7 6³⁰ 6 7 7 7
Mittelschmerz
Brustsymptom
S-Abkürzung
Basaltemperatur
37,5 37,4 37,3 37,2 37,1 37,0 36,9 36,8 36,7 36,6 36,5 36,4 36,3 36,2 36,1 36,0
Zyklustag
1 2 3 4 5 6 7 8 9 10 11 12 13 14 15 16 17 18 19 20 21 22 23 24 25 26 27 28 29 30 31 32 33 34 35 36 37 38 39 40
Datum: April
30 1/5 2 3 4 5 6 7 8 9 10 11 12 13 14 15 16 17 18 19 20 21 22 23 24 25 26 27 28 29 30
Blutung
Zervixschleim
Empfinden/ Fühlen
feucht feucht feucht feucht feucht feucht feucht feucht trocken trocken trocken
Aussehen
zäh zäh dicklich glasig spinnbar gelblich
Gebärmutter-hals
Lage + Öffnung
Festigkeit
Verkehr
X X X X X X X
Fruchtbare Tage
Arbeitsgruppe NFP ©

sensiPLAN®

Zyklus-Nr: | | 1 | 7 |

Messweise
After [ ]
Scheide [X]
Mund [ ]

Früheste 1. höhere Messung aus den vorangegangenen Zyklen | 1 | 3 |

minus 8 | | |

1. höhere Messung in diesem Zyklus | | |

Wollen Sie in diesem Zyklus schwanger werden?
ja [ ]
nein [X]
unentschieden [ ]

Malteser
...weil Nähe zählt.

Unfruchtbare Zeit nach dem Eisprung

» **Sabine B., 32-jährige Lehrerin, keine Kinder, Kinderwunsch in ca. einem Jahr**

1. Tragen Sie die Zervixschleimabkürzungen ein und bestimmen Sie den Höhepunkt des Zervixschleimsymptoms.

2. Gibt es Störungen und Besonderheiten?

3. Bestimmen Sie die 1. höhere Messung und tragen Sie die 1. höhere Messung in die rechte Spalte ein.

4. Bestimmen Sie den Beginn der unfruchtbaren Zeit nach dem Eisprung.

Training 10 – Lösung

Die unfruchtbare Zeit nach dem Eisprung

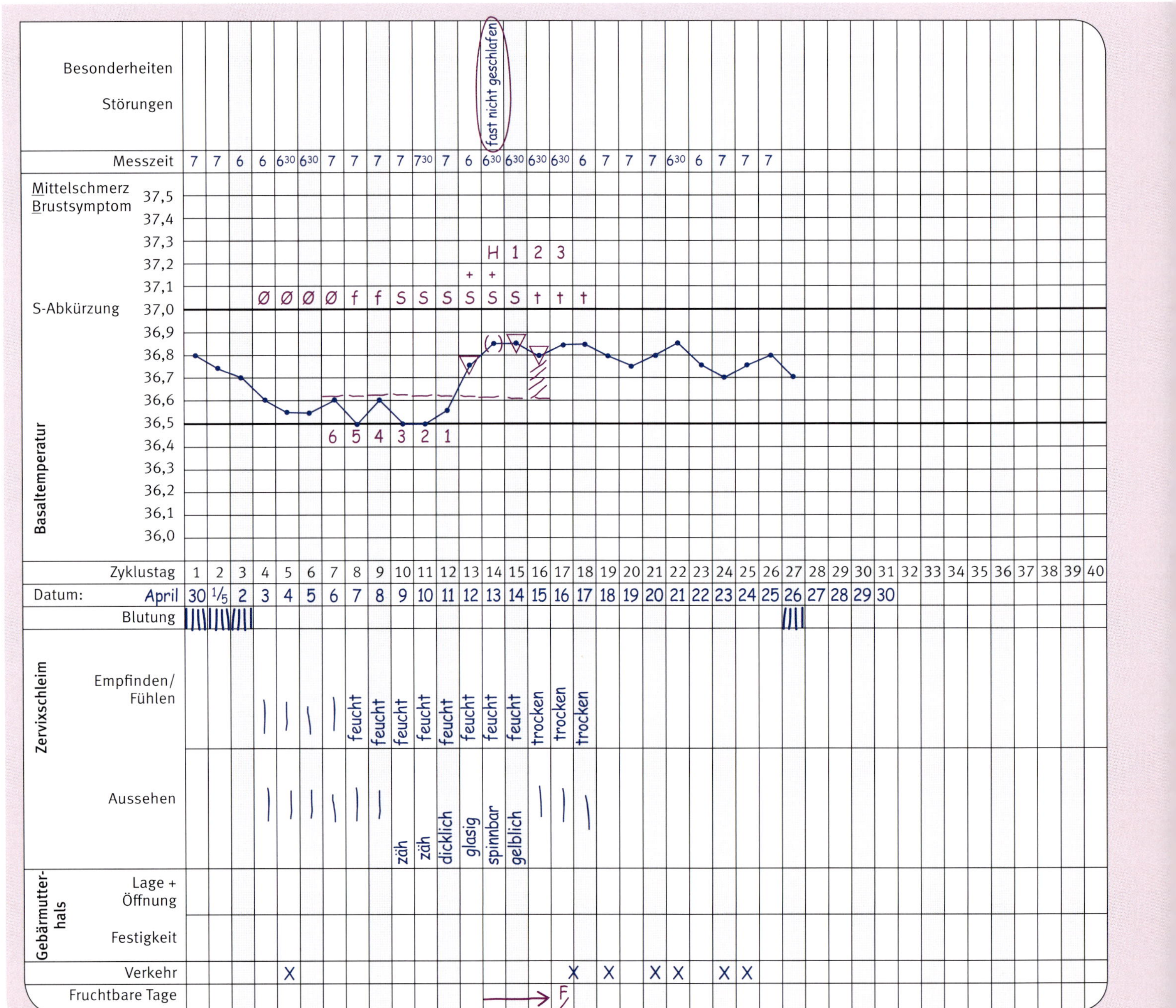

Arbeitsgruppe NFP ©

sensiPLAN®

Zyklus-Nr: 17

Messweise
After ☐
Scheide ☒
Mund ☐

Früheste 1. höhere Messung aus den vorangegangenen Zyklen 13

minus 8

1. höhere Messung in diesem Zyklus 13

Wollen Sie in diesem Zyklus schwanger werden?
ja ☐
nein ☒
unentschieden ☐

Malteser
...weil Nähe zählt.

Unfruchtbare Zeit nach dem Eisprung

1. Der **Höhepunkt** des Zervixschleimsymptoms ist am **14. Zyklustag**.

2. Am **14. Zyklustag** ist als **Störung** „fast nicht geschlafen“ eingetragen. Da nicht bestimmt werden kann, ob dieser Temperaturwert durch den Schlafentzug erhöht ist oder ob er eine höhere Messung darstellt, muss der Wert ausgeklammert werden.

3. Die **1. höhere Messung** ist am **13. Zyklustag**.

4. Die **unfruchtbare Zeit nach dem Eisprung** beginnt am **Abend des 17. Zyklustages**.

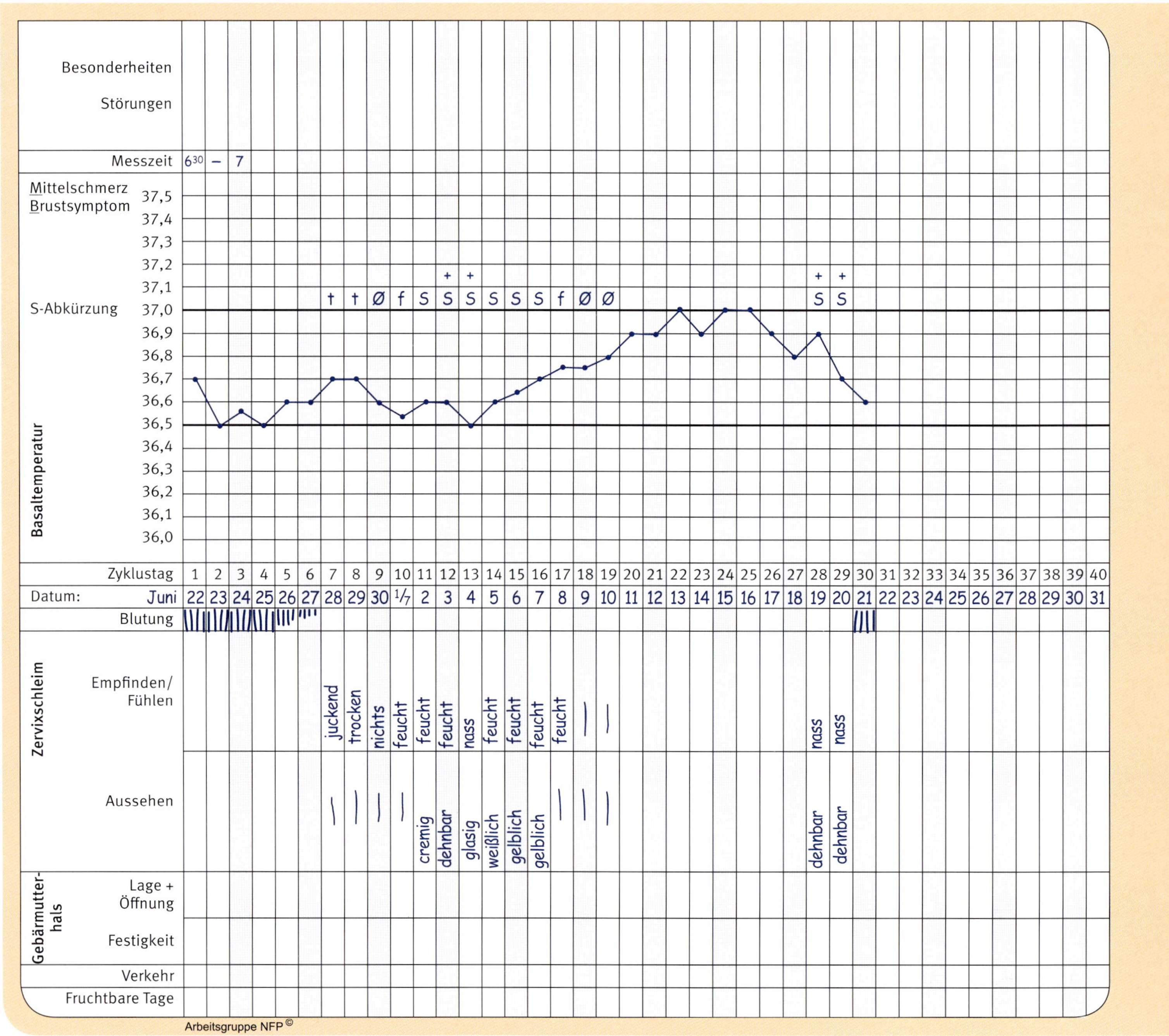
Besonderheiten
Störungen
Messzeit
6³⁰ – 7
Mittelschmerz
Brustsymptom
S-Abkürzung
Basaltemperatur
37,5
37,4
37,3
37,2
37,1
37,0
36,9
36,8
36,7
36,6
36,5
36,4
36,3
36,2
36,1
36,0
t t Ø f S S S S S S f Ø Ø
S S
Zyklustag
1 2 3 4 5 6 7 8 9 10 11 12 13 14 15 16 17 18 19 20 21 22 23 24 25 26 27 28 29 30 31 32 33 34 35 36 37 38 39 40
Datum: Juni
22 23 24 25 26 27 28 29 30 1/7 2 3 4 5 6 7 8 9 10 11 12 13 14 15 16 17 18 19 20 21 22 23 24 25 26 27 28 29 30 31
Blutung
Zervixschleim
Empfinden/ Fühlen
juckend
trocken
nichts
feucht
feucht
feucht
nass
feucht
feucht
feucht
feucht
nass
nass
Aussehen
cremig
dehnbar
glasig
weißlich
gelblich
gelblich
dehnbar
dehnbar
Gebärmutter-hals
Lage + Öffnung
Festigkeit
Verkehr
Fruchtbare Tage
Arbeitsgruppe NFP ©

sensiPLAN®

Zyklus-Nr: 18

Messweise After X
Scheide
Mund

Früheste 1. höhere Messung aus den vorangegangenen Zyklen 16

minus 8

1. höhere Messung in diesem Zyklus

Wollen Sie in diesem Zyklus schwanger werden?
ja
nein X
unentschieden

Malteser
...weil Nähe zählt.

Unfruchtbare Zeit nach dem Eisprung

» Daniela W., 26 Jahre, Kosmetikerin

1. Bestimmen Sie den Höhepunkt des Zervixschleimsymptoms.

2. Gibt es Störungen und Besonderheiten?

3. Bestimmen Sie die 1. höhere Messung und tragen Sie die 1. höhere Messung in die rechte Spalte ein.

4. Bestimmen Sie den Beginn der unfruchtbaren Zeit nach dem Eisprung.

Training 11 – Lösung

Die unfruchtbare Zeit nach dem Eisprung

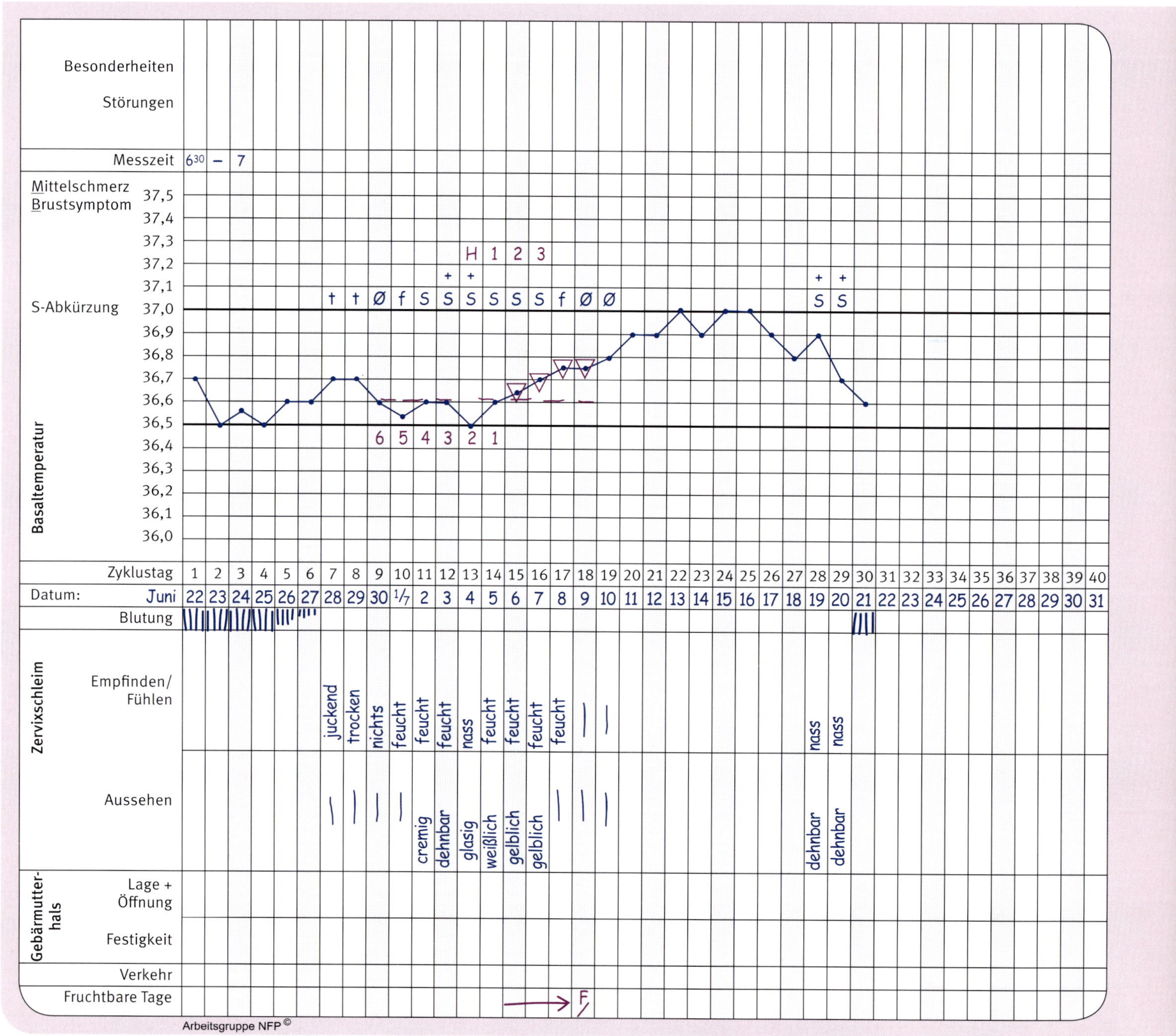

sensiPLAN®

Zyklus-Nr: 1 8

Messweise After X
Scheide
Mund

Früheste 1. höhere Messung aus den vorangegangenen Zyklen 1 6

minus 8

1. höhere Messung in diesem Zyklus 1 5

Wollen Sie in diesem Zyklus schwanger werden?
ja
nein X
unentschieden

Malteser
...weil Nähe zählt.

Unfruchtbare Zeit nach dem Eisprung

1. Der **Höhepunkt** des Zervixschleimsymptoms ist am **13. Zyklustag**.
2. Störungen oder Besonderheiten sind nicht vermerkt.
3. Die **1. höhere Messung** ist am **15. Zyklustag**, also einen Tag früher als die bisherige früheste erste höhere Messung.
4. Die **unfruchtbare Zeit nach dem Eisprung** beginnt am **Abend des 18. Zyklustages**.

Hinweis: Die Temperatur wird nach der ersten Ausnahmeregel ausgewertet.

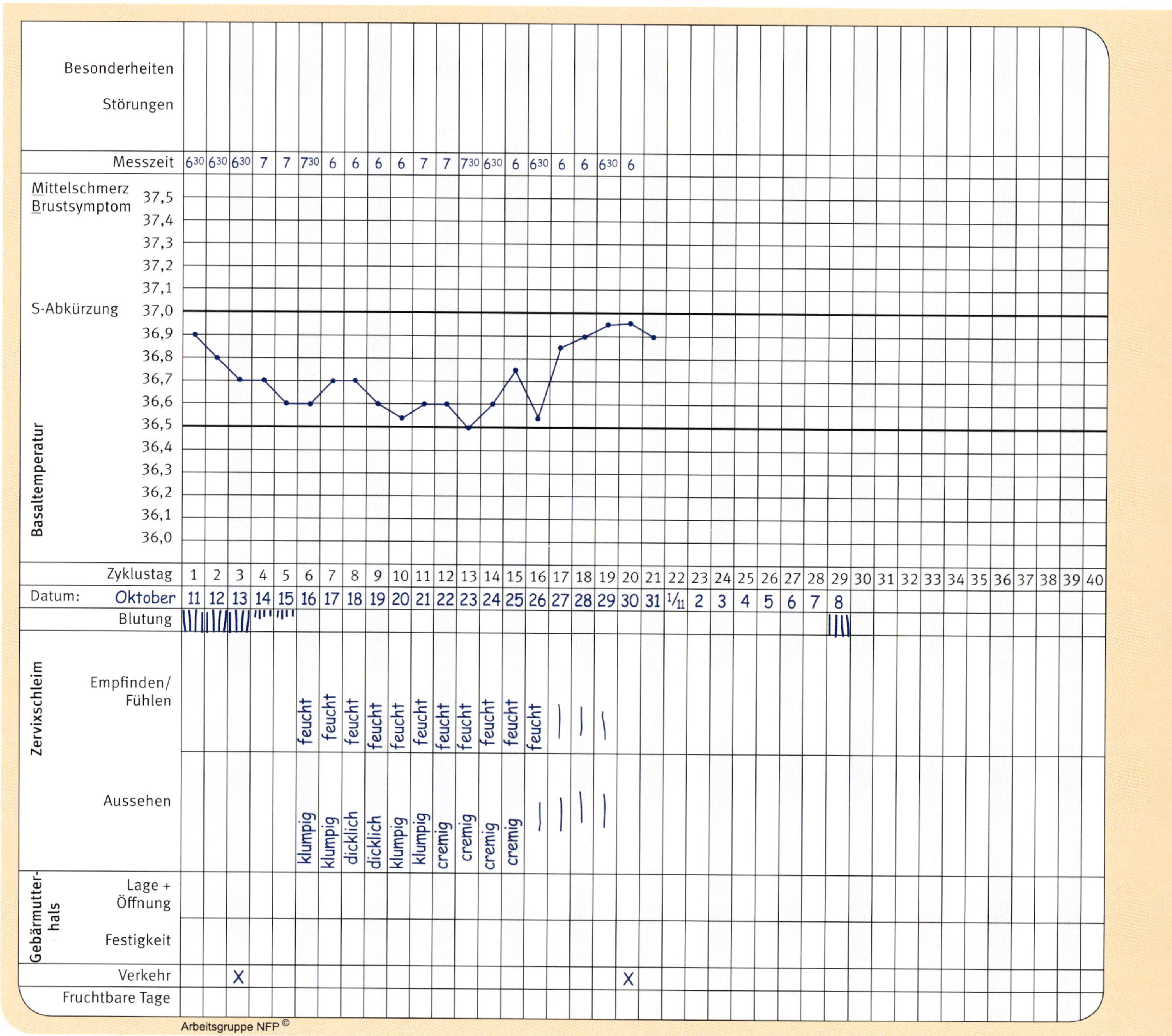
Besonderheiten
Störungen
Messzeit
6 30 6 30 6 30 7 7 7 30 6 6 6 6 7 7 7 30 6 30 6 6 30 6 6 6 30 6
Mittelschmerz
Brustsymptom
37,5 37,4 37,3 37,2 37,1
S-Abkürzung
37,0 36,9 36,8 36,7 36,6 36,5 36,4 36,3 36,2 36,1 36,0
Basaltemperatur
Zyklustag
1 2 3 4 5 6 7 8 9 10 11 12 13 14 15 16 17 18 19 20 21 22 23 24 25 26 27 28 29 30 31 32 33 34 35 36 37 38 39 40
Datum: Oktober
11 12 13 14 15 16 17 18 19 20 21 22 23 24 25 26 27 28 29 30 31 1/11 2 3 4 5 6 7 8
Blutung
Zervixschleim
Empfinden/ Fühlen
feucht feucht feucht feucht feucht feucht feucht feucht feucht feucht feucht
Aussehen
klumpig klumpig dicklich dicklich klumpig klumpig cremig cremig cremig cremig
Gebärmutter-hals
Lage + Öffnung
Festigkeit
Verkehr
X
X
Fruchtbare Tage
Arbeitsgruppe NFP ©

sensiPLAN®

Zyklus-Nr: 2

Messweise
After X
Scheide
Mund

Früheste 1. höhere Messung aus den vorangegangenen Zyklen 17

minus 8

1. höhere Messung in diesem Zyklus

Wollen Sie in diesem Zyklus schwanger werden?
ja
nein X
unentschieden

Malteser ...weil Nähe zählt.

Unfruchtbare Zeit nach dem Eisprung

» **Stephanie W., 22-jährige Verwaltungsangestellte, keine Kinder, kein Kinderwunsch**

1. Tragen Sie die Zervixschleimabkürzungen ein und bestimmen Sie den Höhepunkt des Zervixschleimsymptoms.
2. Gibt es Störungen und Besonderheiten?
3. Bestimmen Sie die 1. höhere Messung und tragen Sie die 1. höhere Messung in die rechte Spalte ein.
4. Bestimmen Sie den Beginn der unfruchtbaren Zeit nach dem Eisprung.

Training 12 – Lösung

Die unfruchtbare Zeit nach dem Eisprung

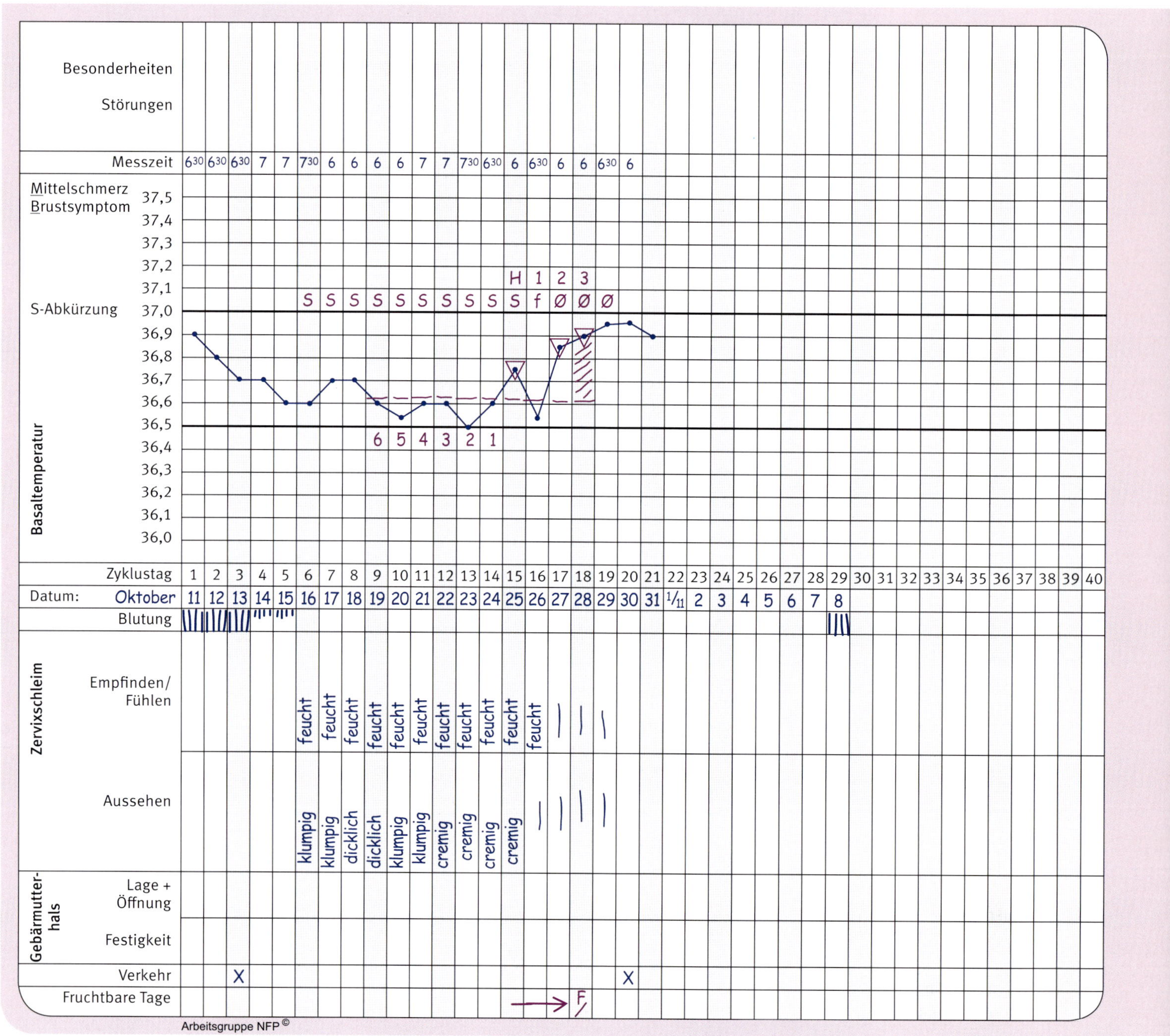

sensiPLAN®

Zyklus-Nr: 2

Messweise After X
Scheide
Mund

Früheste 1. höhere Messung aus den vorangegangenen Zyklen 17

minus 8

1. höhere Messung in diesem Zyklus 15

Wollen Sie in diesem Zyklus schwanger werden?
ja
nein X
unentschieden

Malteser ...weil Nähe zählt.

Unfruchtbare Zeit nach dem Eisprung

1. Der **Höhepunkt** des Zervixschleimsymptoms ist am **15. Zyklustag**.
2. Es sind keine Störungen oder Besonderheiten vermerkt.
3. Die **1. höhere Messung** ist am **15. Zyklustag** und damit zwei Tage früher als die bisherige früheste erste höhere Messung.
4. Die **unfruchtbare Zeit nach dem Eisprung** beginnt am **Abend des 18. Zyklustages**.

Hinweis:

- Die Temperatur wird nach der zweiten Ausnahmeregel ausgewertet.
- In diesem Zyklus ist zwar kein Zervixschleim der $\overset{+}{S}$-Qualität beobachtet worden, trotzdem kann ein Höhepunkt bestimmt werden.

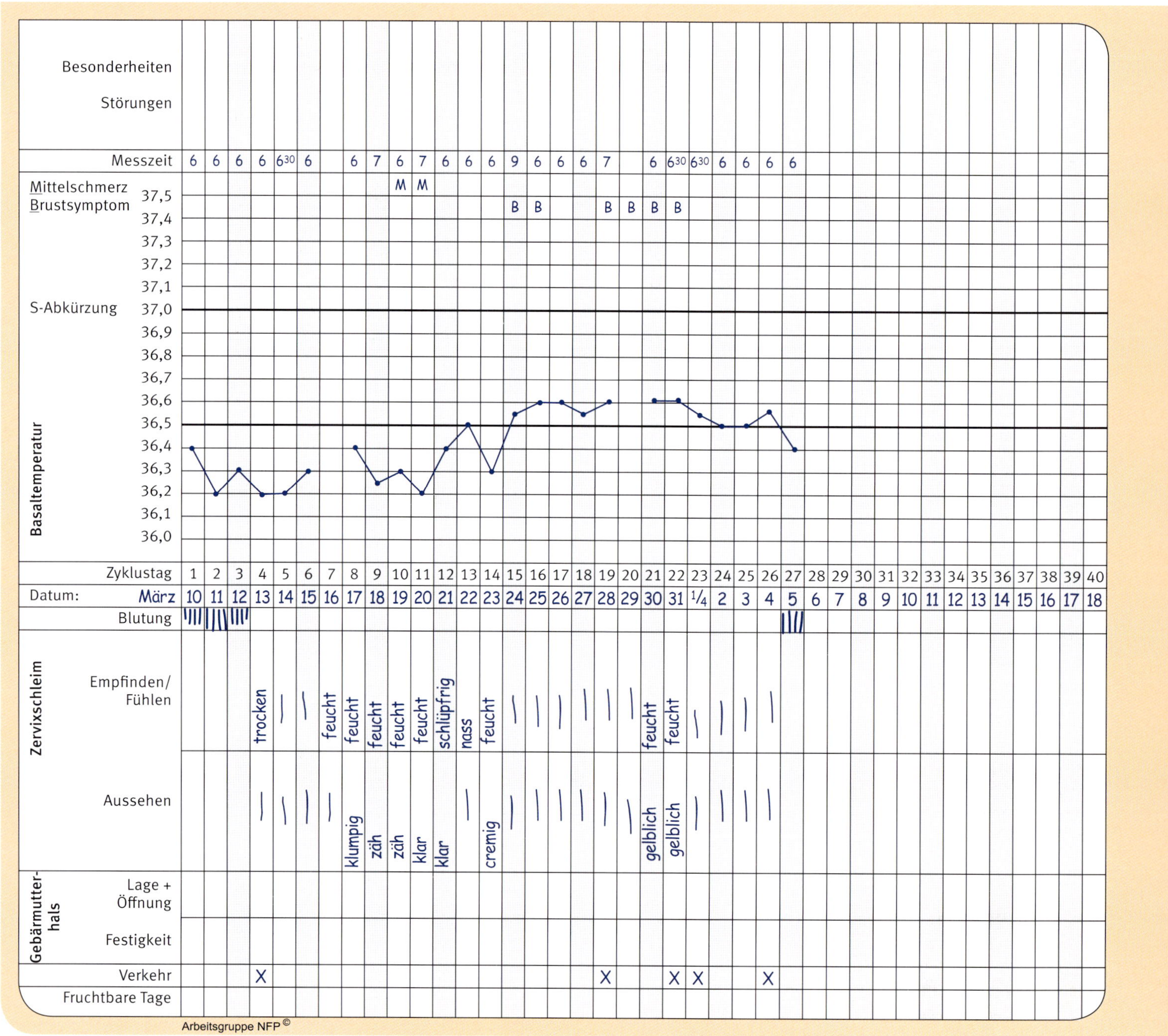
Besonderheiten
Störungen
Messzeit
6 6 6 6 6³⁰ 6 6 7 6 7 6 6 6 9 6 6 6 7 6 6³⁰ 6³⁰ 6 6 6 6
Mittelschmerz
Brustsymptom
M M
B B B B B B
37,5
37,4
37,3
37,2
37,1
S-Abkürzung
37,0
36,9
36,8
36,7
36,6
36,5
36,4
36,3
36,2
36,1
36,0
Basaltemperatur
Zyklustag
1 2 3 4 5 6 7 8 9 10 11 12 13 14 15 16 17 18 19 20 21 22 23 24 25 26 27 28 29 30 31 32 33 34 35 36 37 38 39 40
Datum: März
10 11 12 13 14 15 16 17 18 19 20 21 22 23 24 25 26 27 28 29 30 31 1/4 2 3 4 5 6 7 8 9 10 11 12 13 14 15 16 17 18
Blutung
Zervixschleim
Empfinden/Fühlen
trocken
feucht
feucht
feucht
feucht
feucht
schlüpfrig
nass
feucht
feucht
feucht
Aussehen
klumpig
zäh
zäh
klar
klar
cremig
gelblich
gelblich
Gebärmutterhals
Lage + Öffnung
Festigkeit
Verkehr
X X X X X
Fruchtbare Tage
Arbeitsgruppe NFP ©

sensiPLAN®

Zyklus-Nr: 7

Messweise
After ☐
Scheide ☒
Mund ☐

Früheste 1. höhere Messung aus den vorangegangenen Zyklen 13

minus 8

1. höhere Messung in diesem Zyklus

Wollen Sie in diesem Zyklus schwanger werden?
ja ☐
nein ☒
unentschieden ☐

Malteser ...weil Nähe zählt.

Unfruchtbare Zeit nach dem Eisprung

» Dörte E., 29 Jahre, Teilzeitangestellte, ein Kind

1. Tragen Sie die Zervixschleimabkürzungen ein und bestimmen Sie den Höhepunkt des Zervixschleimsymptoms.

2. Gibt es Störungen und Besonderheiten?

3. Bestimmen Sie die 1. höhere Messung und tragen Sie die 1. höhere Messung in die rechte Spalte ein.

4. Bestimmen Sie den Beginn der unfruchtbaren Zeit nach dem Eisprung.

Training 13 – Lösung

Die unfruchtbare Zeit nach dem Eisprung

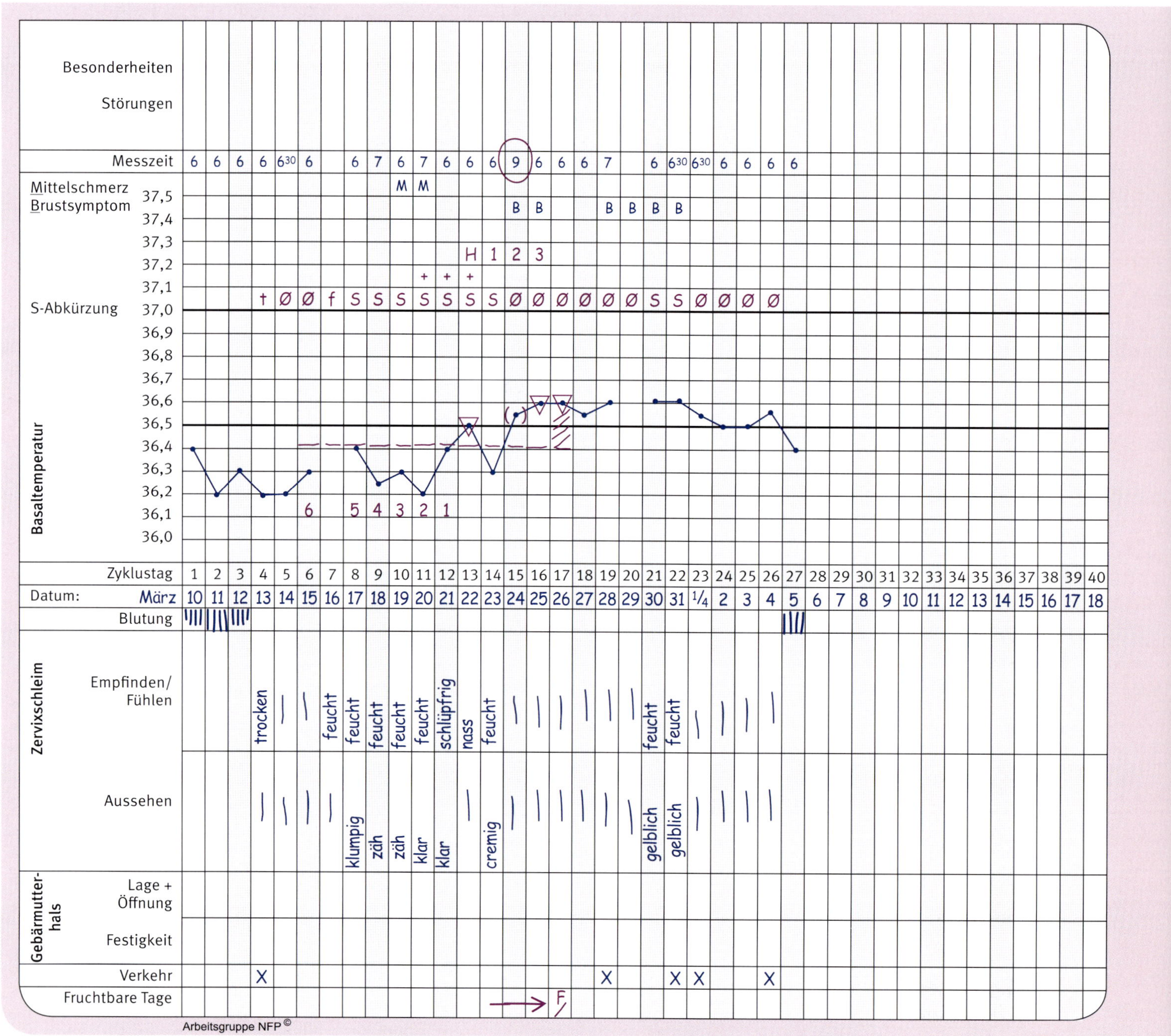

sensiPLAN®

Zyklus-Nr: 7

Messweise After [ ] Scheide [X] Mund [ ]

Früheste 1. höhere Messung aus den vorangegangenen Zyklen 13

minus 8

1. höhere Messung in diesem Zyklus 13

Wollen Sie in diesem Zyklus schwanger werden?

ja [ ]

nein [X]

unentschieden [ ]

Malteser ...weil Nähe zählt.

Unfruchtbare Zeit nach dem Eisprung

1. Der **Höhepunkt** des Zervixschleimsymptoms ist am **13. Zyklustag**.

2. Der Messwert am **15. Zyklustag** ist wegen der späteren Messzeit **gestört** und muss ausgeklammert werden. Der fehlende Messwert am 7. Tag bleibt bei der Zählung der sechs niedrigen Werte unberücksichtigt.

3. Die **1. höhere Messung** ist am **13. Zyklustag**.

4. Die **unfruchtbare Zeit nach dem Eisprung** beginnt am **Abend des 17. Zyklustages**.

Hinweis:

- Die Temperatur wird nach der zweiten Ausnahmeregel ausgewertet.
- Sollte Dörte E. in den vorausgegangenen Zyklen bemerkt haben, dass eine spätere Messzeit nicht stört, muss sie den Wert am 15. Zyklustag nicht ausklammern.

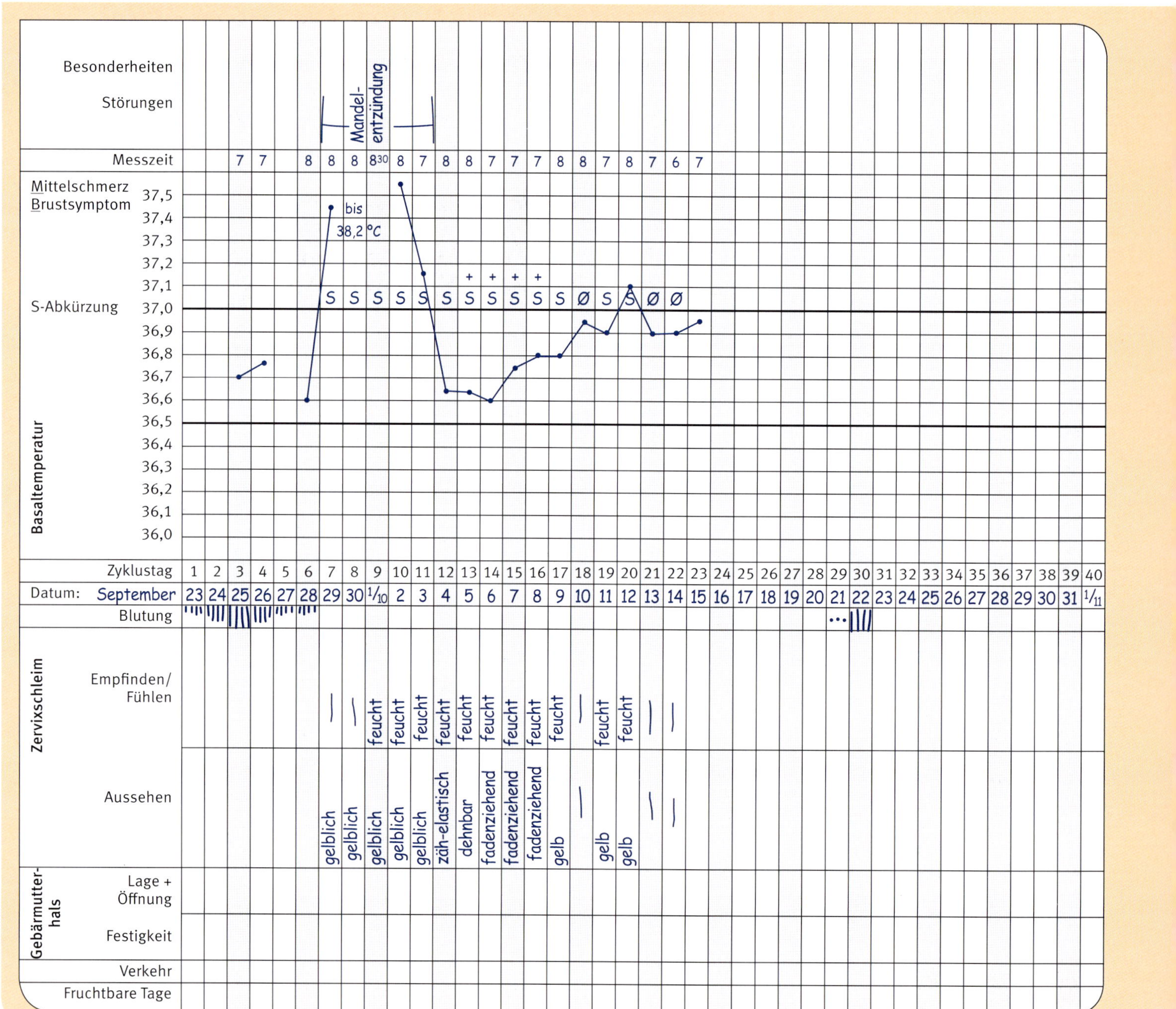

Arbeitsgruppe NFP ©

sensiPLAN®

Zyklus-Nr: | 1 | 5 |

Messweise
- After [X]
- Scheide [ ]
- Mund [ ]

Früheste 1. höhere Messung aus den vorangegangenen Zyklen | 1 | 6 |

minus 8 | | |

1. höhere Messung in diesem Zyklus | | |

Wollen Sie in diesem Zyklus schwanger werden?
- ja [ ]
- nein [X]
- unentschieden [ ]

Malteser
...weil Nähe zählt.

Unfruchtbare Zeit nach dem Eisprung

» **Beate Sch., 24-jährige BWL-Studentin**

1. Bestimmen Sie den Höhepunkt des Zervixschleimsymptoms.
2. Gibt es Störungen und Besonderheiten?
3. Bestimmen Sie die 1. höhere Messung und tragen Sie die 1. höhere Messung in die rechte Spalte ein.
4. Bestimmen Sie den Beginn der unfruchtbaren Zeit nach dem Eisprung.

Training 14 – Lösung

Die unfruchtbare Zeit nach dem Eisprung

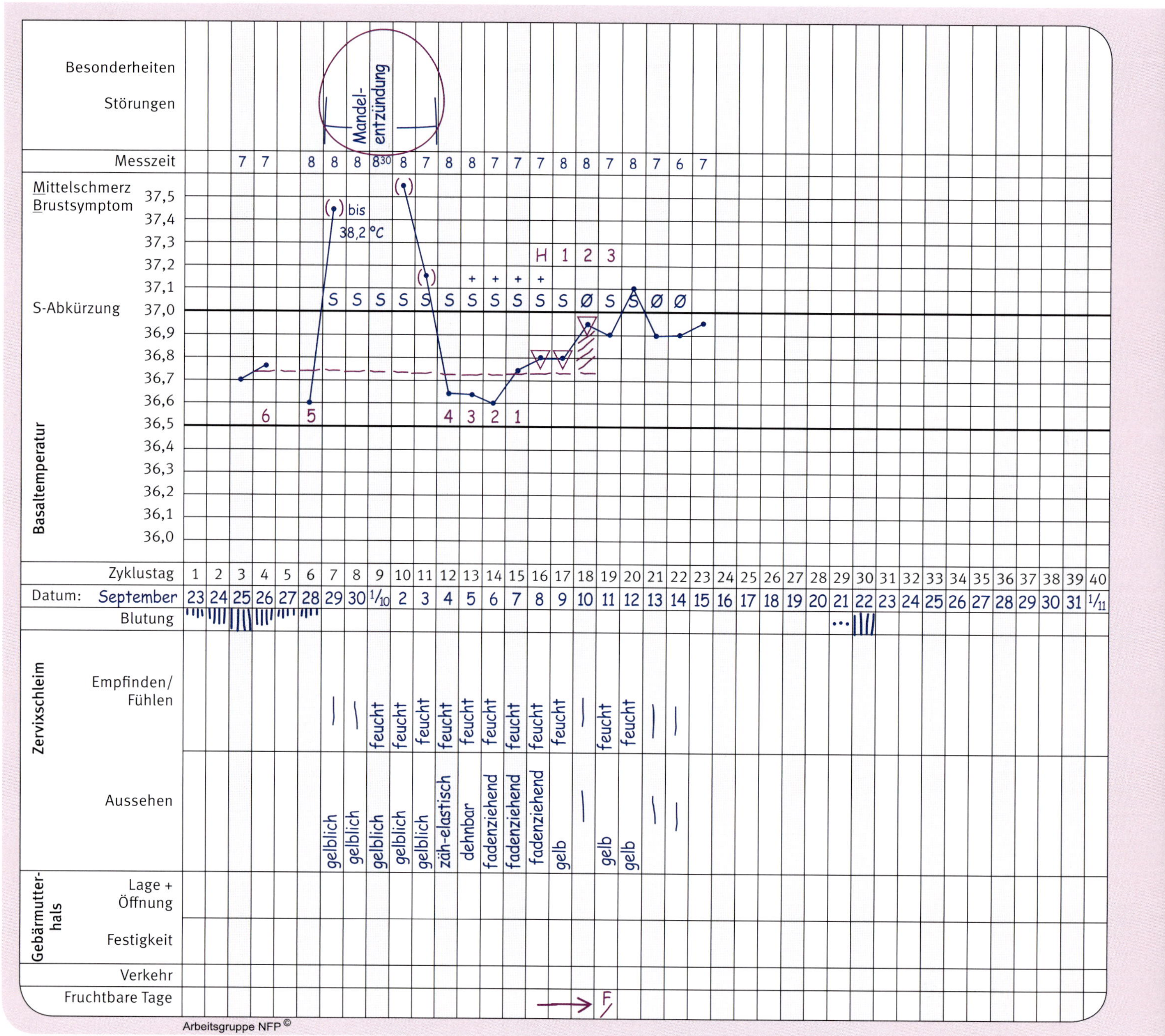

sensiPLAN®

Zyklus-Nr: 15

Messweise
After X
Scheide
Mund

Früheste 1. höhere Messung aus den vorangegangenen Zyklen 16

minus 8

1. höhere Messung in diesem Zyklus 16

Wollen Sie in diesem Zyklus schwanger werden?
ja
nein X
unentschieden

Malteser ...weil Nähe zählt.

Unfruchtbare Zeit nach dem Eisprung

1. Der **Höhepunkt** des Zervixschleimsymptoms ist am **16. Zyklustag**.
2. Vom **7. bis 11. Zyklustag** hatte Beate Sch. eine fiebrige Mandelentzündung. Die hier gemessenen Temperaturwerte werden **ausgeklammert** und auch bei der Zählung der sechs niedrigen Werte nicht berücksichtigt.
3. Die **1. höhere Messung** ist am **16. Zyklustag**.
4. Die **unfruchtbare Zeit nach dem Eisprung** beginnt am **Abend des 19. Zyklustages**.

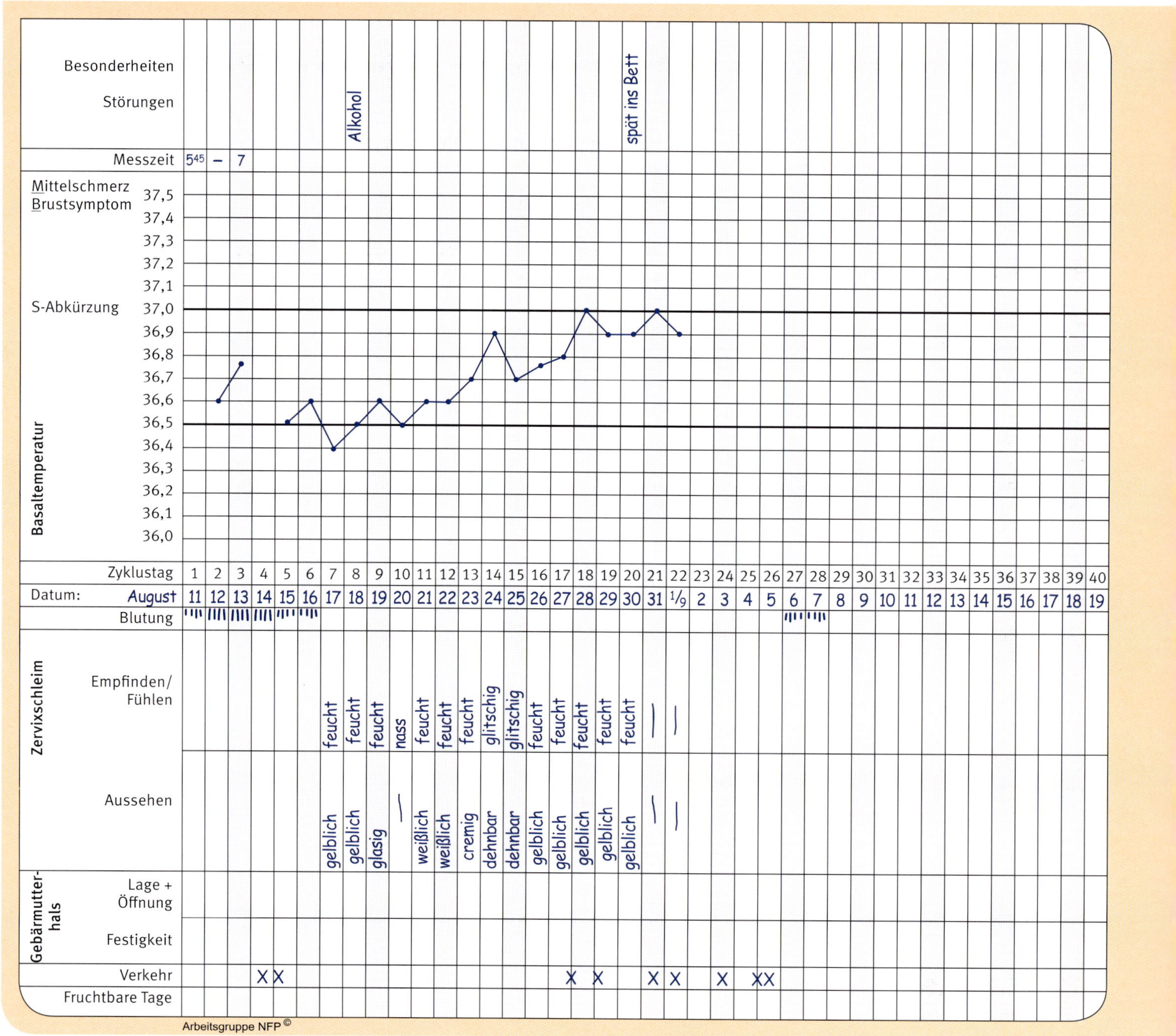

Besonderheiten
Störungen
Alkohol
spät ins Bett
Messzeit
Mittelschmerz
Brustsymptom
S-Abkürzung
Basaltemperatur
37,5
37,4
37,3
37,2
37,1
37,0
36,9
36,8
36,7
36,6
36,5
36,4
36,3
36,2
36,1
36,0
Zyklustag
Datum:
August
Blutung
Zervixschleim
Empfinden/ Fühlen
feucht
glitschig
nass
Aussehen
gelblich
glasig
weißlich
cremig
dehnbar
Gebärmutter-hals
Lage + Öffnung
Festigkeit
Verkehr
Fruchtbare Tage
Arbeitsgruppe NFP ©

sensiPLAN®

Zyklus-Nr: 1 9

Messweise After X
Scheide
Mund

Früheste 1. höhere Messung aus den vorangegangenen Zyklen 1 3

minus 8

1. höhere Messung in diesem Zyklus

Wollen Sie in diesem Zyklus schwanger werden?
ja
nein X
unentschieden

Malteser
...weil Nähe zählt.

Unfruchtbare Zeit nach dem Eisprung

» Corinna L., 31-jährige Verkäuferin, zwei Kinder, kein Kinderwunsch

1. Tragen Sie die Zervixschleimabkürzungen ein und bestimmen Sie den Höhepunkt des Zervixschleimsymptoms.
2. Gibt es Störungen und Besonderheiten?
3. Bestimmen Sie die 1. höhere Messung und tragen Sie die 1. höhere Messung in die rechte Spalte ein.
4. Bestimmen Sie den Beginn der unfruchtbaren Zeit nach dem Eisprung.

Training 15 – Lösung

Die unfruchtbare Zeit nach dem Eisprung

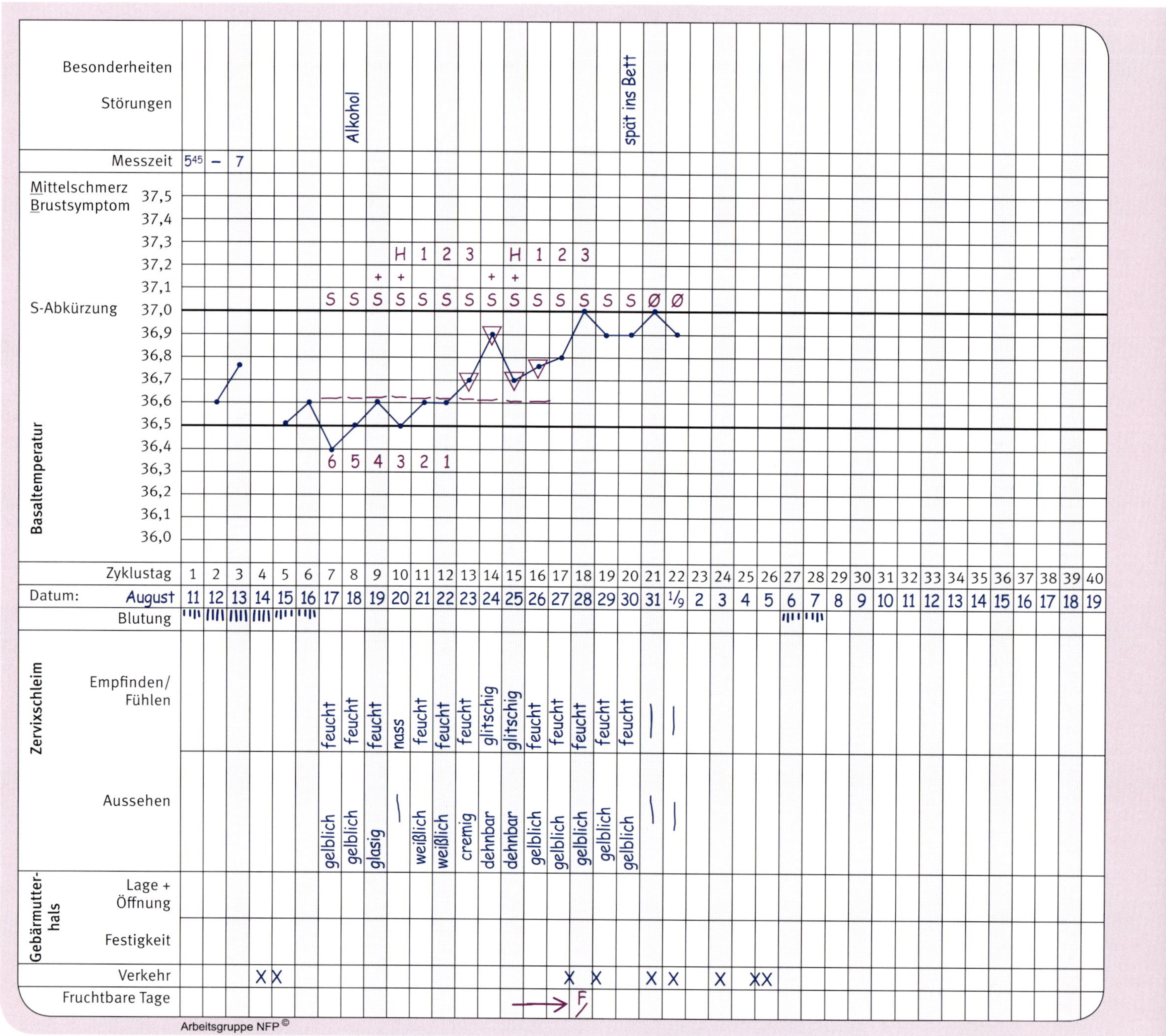

sensiPLAN®

Zyklus-Nr: 1 9

Messweise: After X; Scheide; Mund

Früheste 1. höhere Messung aus den vorangegangenen Zyklen: 1 3

minus 8

1. höhere Messung in diesem Zyklus: 1 3

Wollen Sie in diesem Zyklus schwanger werden?

ja

nein X

unentschieden

Malteser ...weil Nähe zählt.

Unfruchtbare Zeit nach dem Eisprung

1. In diesem Zyklus gibt es **zwei Höhepunkte** des Zervixschleimsymptoms, **am 10. und 15. Zyklustag**.

2. Alkohol am 8. Zyklustag wirkt sich nicht auf die Temperatur aus, „spät ins Bett" am 20. Tag bleibt unberücksichtigt, da die Auswertung bereits abgeschlossen ist.

3. Die **1. höhere Messung** ist am **13. Zyklustag**.

4. Die **unfruchtbare Zeit nach dem Eisprung** beginnt am **Abend des 18. Zyklustages**.

Hinweis:

- Die Temperatur wird nach der ersten Ausnahmeregel ausgewertet.
- Für die doppelte Kontrolle wird der Höhepunkt am 15. Zyklustag herangezogen, da vor abgeschlossener Temperaturauswertung nochmals Zervixschleim der besten Qualität auftritt.

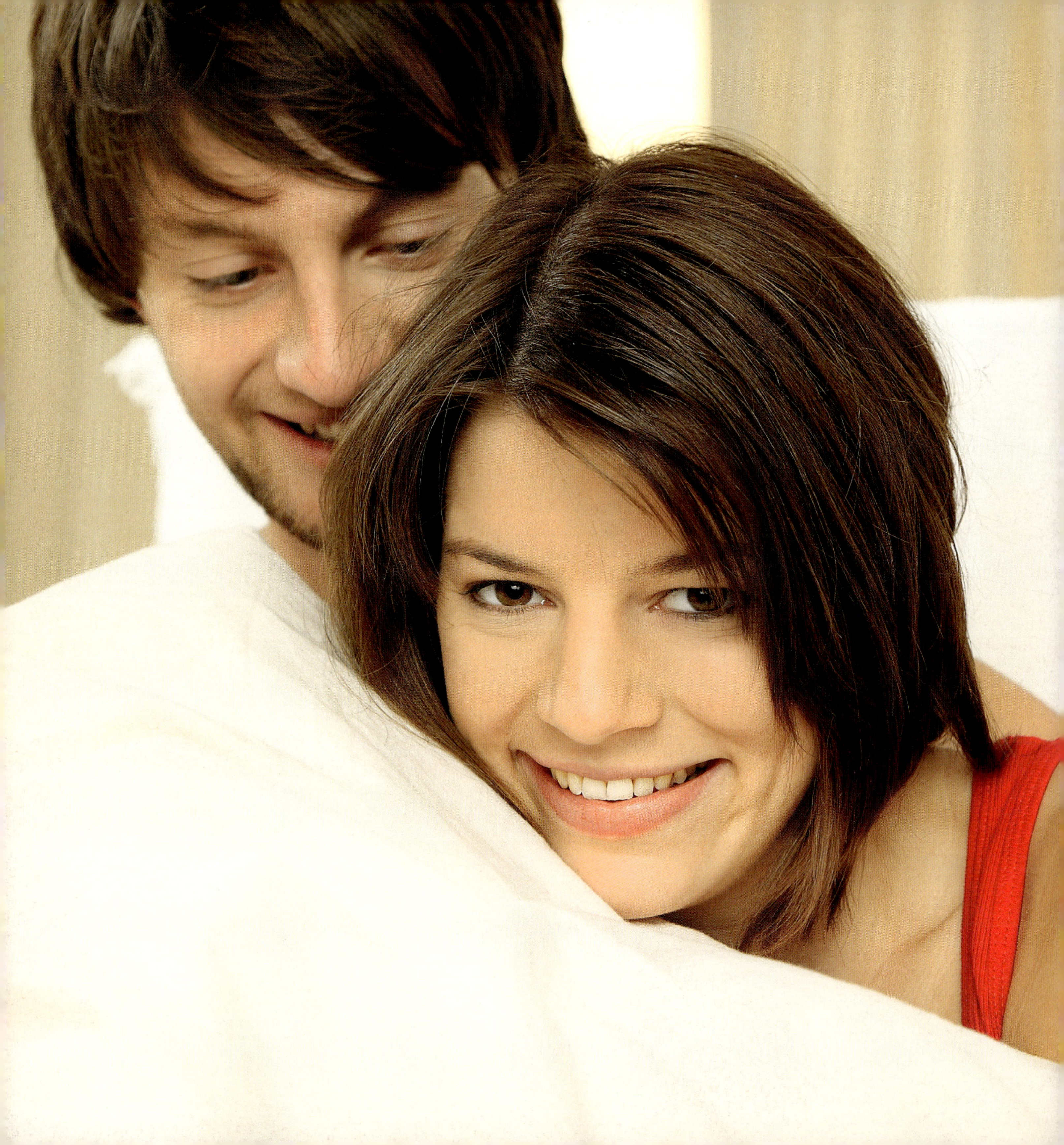

Die unfruchtbare Zeit am Zyklusanfang

Die unfruchtbare Zeit am Zyklusanfang und vor dem Eisprung wird in doppelter Kontrolle mit dem Zervixschleim bestimmt und orientiert sich ganz eng an den Vorerfahrungen, die die einzelne Frau mit ihren Zyklen hat.

Bestimmen der unfruchtbaren Zeit am Zyklusanfang

Die unfruchtbare Zeit am Zyklusanfang ist schwieriger einzugrenzen als die nach dem Eisprung.

Eine unfruchtbare Phase am Zyklusanfang darf nur dann angenommen werden, wenn im vorausgehenden Zyklus eine nach den Regeln auswertbare Temperaturhochlage vorgelegen hat (vgl. Praxisbuch „Natürlich & sicher").

Da eine Frau, die mit der symptothermalen Methode beginnt, in der Regel nichts über ihren vorausgegangenen Zyklus weiß, muss sie **im 1. Zyklus von Anfang an Fruchtbarkeit** annehmen.

Ansonsten wird die einsetzende Fruchtbarkeit mit Hilfe des Zervixschleims in doppelter Kontrolle mit der Minus-8-Regel bzw. mit der 5-Tage-Regel (was immer zuerst kommt) bestimmt (vgl. Praxisbuch „Natürlich & sicher").

In den folgenden Zyklen gilt für die NFP-Anfängerin die 5-Tage-Regel bzw. die Minus-8-Regel.

5-Tage-Regel:
Die ersten 5 Tage in doppelter Kontrolle mit dem Zervixschleim (was immer zuerst kommt) können als unfruchtbar angenommen werden.

Die Minus-8-Regel:
Der letzte unfruchtbare Tag am Zyklusanfang ist der Tag der frühesten 1. höheren Messung aus mindestens 12 Temperaturzyklen minus 8. Sollte jedoch bereits vorher Zervixschleim gesehen oder „feucht" empfunden werden, so beginnt ab sofort die fruchtbare Zeit. Dem Prinzip der doppelten Kontrolle entsprechend gilt hier: „was immer zuerst kommt" (vgl. Praxisbuch „Natürlich & sicher").

Und so geht die Anfängerin vor:

- Im 1. Lernzyklus gilt Fruchtbarkeit von Anfang an.
- In jedem Zyklus wird, sobald die Temperatur ausgewertet ist, in die rechte Spalte die 1. höhere Messung in diesem Zyklus eingetragen.
- Kann eine Temperaturhochlage ausgewertet werden, darf im folgenden Zyklus die 5-Tage-Regel angewendet, d. h. die ersten 5 Tage als unfruchtbar angenommen werden.
- Die ersten 5 Tage werden zu Beginn des Zyklus mit einem senkrechten Strich markiert.
- Tritt das Zervixschleimsymptom früher auf, beginnt die fruchtbare Phase sofort, dem Prinzip der doppelten Kontrolle entsprechend „was immer zuerst kommt".
- Ebenfalls zu Beginn eines jeden neuen Zyklus wird in der rechten Spalte die früheste 1. höhere Messung aus den vorausgegangenen Zyklen eingetragen.
- In jedem neuen Zyklus ist besonders darauf zu achten, ob die 1. höhere Messung früher als in den vorausgegangenen Zyklen auftritt. Ist dies der Fall, so muss diese im folgenden Zyklus als früheste 1. höhere Messung aus den vorangegangenen Zyklen eingetragen werden.
- Sollte die früheste erste höhere Messung bereits während der ersten 12 Zyklen einmal am 12. Tag oder früher auftreten, so gelten nicht mehr „die ersten 5 Tage", sondern ab sofort „die früheste erste höhere Messung minus 8" (vgl. Praxisbuch „Natürlich & sicher").

Sobald 12 auswertbare Temperaturkurven vorliegen, geht die Anwenderin so vor:

- Zu Beginn des 13. Zyklus wird wie üblich in der rechten Spalte die früheste 1. höhere Messung aus den vorangegangenen Zyklen eingetragen.
- Dann werden davon 8 Tage abgezogen. So erhält man die unfruchtbaren Tage am Zyklusanfang (Beispiel: 15-8 = 7).
- Diese werden im Zyklusblatt mit einem senkrechten Strich markiert.
- Der 1. Tag der fruchtbaren Phase wird in der Zeile „Fruchtbare Tage" mit einem „F" gekennzeichnet. Alle weiteren fruchtbaren Tage werden fortlaufend mit einem „F" markiert, bis das Ende der fruchtbaren Zeit bestimmt werden kann.
- Tritt das Zervixschleimsymptom früher auf, beginnt die fruchtbare Phase sofort, dem Prinzip der doppelten Kontrolle entsprechend „was immer zuerst kommt".
- Nach abgeschlossener Temperaturauswertung wird die 1. höhere Messung in diesem Zyklus in die rechte Spalte eingetragen und es wird überprüft, ob es im laufenden Zyklus zu einer Vorverlagerung der frühesten 1. höheren Messung gekommen ist.

Eine weitere Möglichkeit der doppelten Kontrolle ist die Bestimmung der unfruchtbaren Zeit am Zyklusanfang mit Hilfe von **Temperatur und Gebärmutterhals**.

Regel: Gebärmutterhals
Solange der Gebärmutterhals nach der Menstruation unverändert ist, kann Unfruchtbarkeit angenommen werden, sofern die 5-Tage-Regel bzw. die Minus-8-Regel nicht bereits Fruchtbarkeit anzeigen. Sobald irgendeine Veränderung des Gebärmutterhalses am Zyklusanfang auftritt, beginnt die fruchtbare Zeit.

Sonderregel bei vorliegendem Menstruationskalender:
Für diejenigen Frauen, die vor der NFP-Anwendung einen Menstruationskalender geführt haben, gibt es die Möglichkeit, die unfruchtbare Zeit am Zyklusanfang u.U. etwas zu verlängern, nämlich mit der

Minus-20-Regel:
Kürzester Zyklus (aus 12 vorausgegangenen Zyklen) minus 20 ist der letzte unfruchtbare Tag am Zyklusanfang in doppelter Kontrolle mit dem Zervixschleim, was immer zuerst kommt.

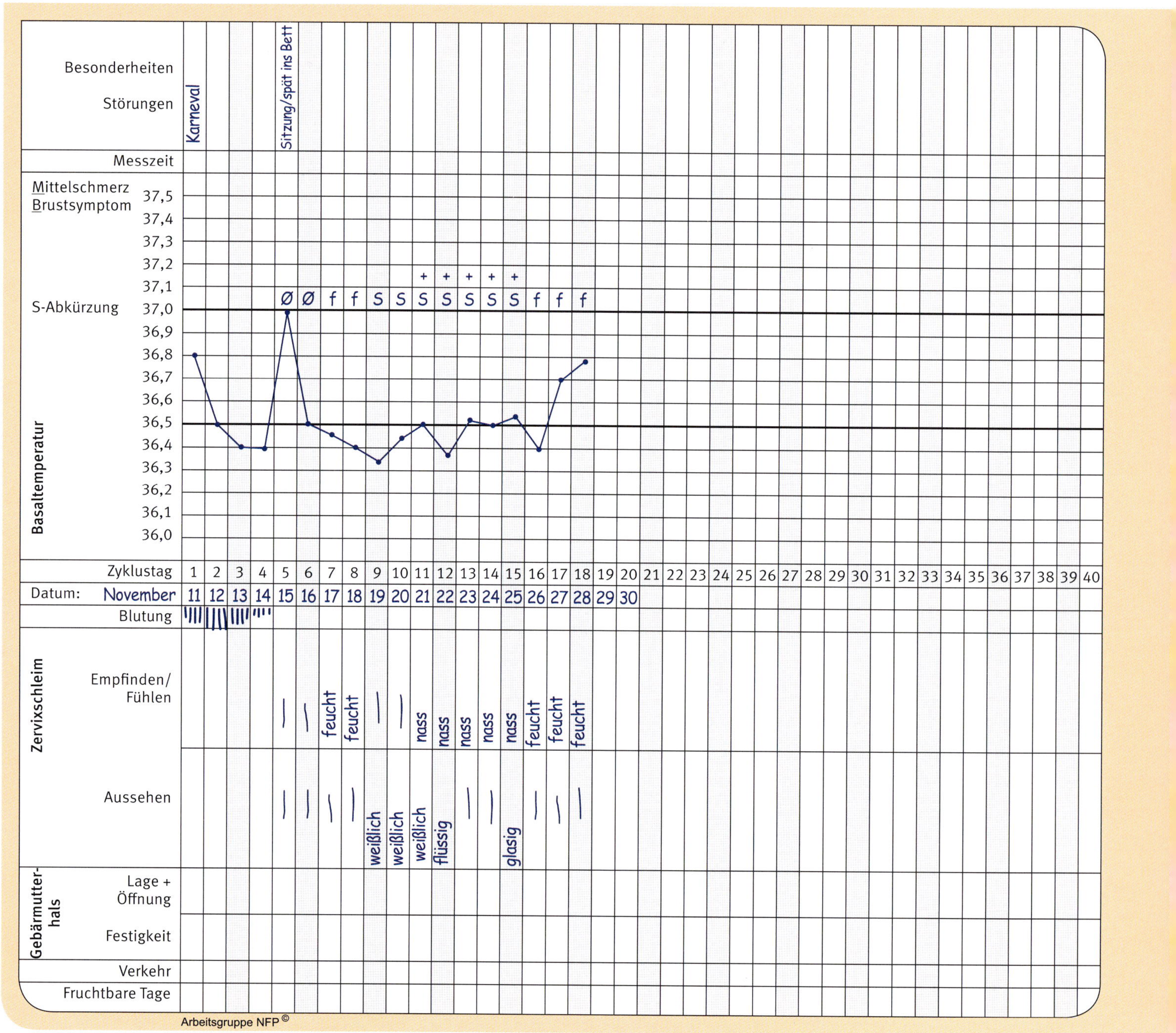
Besonderheiten
Störungen
Karneval
Sitzung/spät ins Bett
Messzeit
Mittelschmerz
Brustsymptom
S-Abkürzung
Basaltemperatur
37,5
37,4
37,3
37,2
37,1
37,0
36,9
36,8
36,7
36,6
36,5
36,4
36,3
36,2
36,1
36,0
+ + + + +
Ø Ø f f S S S S S S S f f f
Zyklustag
1 2 3 4 5 6 7 8 9 10 11 12 13 14 15 16 17 18 19 20 21 22 23 24 25 26 27 28 29 30 31 32 33 34 35 36 37 38 39 40
Datum: November
11 12 13 14 15 16 17 18 19 20 21 22 23 24 25 26 27 28 29 30
Blutung
Zervixschleim
Empfinden/ Fühlen
feucht
feucht
nass
nass
nass
nass
nass
feucht
feucht
feucht
Aussehen
weißlich
weißlich
weißlich
flüssig
glasig
Gebärmutter-hals
Lage + Öffnung
Festigkeit
Verkehr
Fruchtbare Tage
Arbeitsgruppe NFP ©

sensiPLAN®

Zyklus-Nr: 1

Messweise
After
Scheide X
Mund

Früheste 1. höhere Messung aus den vorangegangenen Zyklen

minus 8

1. höhere Messung in diesem Zyklus

Wollen Sie in diesem Zyklus schwanger werden?
ja
nein X
unentschieden

Malteser ...weil Nähe zählt.

Unfruchtbare Zeit am Zyklusanfang

» Karin J., 38 Jahre, zwei Kinder, möchte Sensiplan erlernen und beobachtet sich im ersten Zyklus.

1. Bestimmen Sie den letzten unfruchtbaren Tag am Zyklusanfang und markieren Sie den ersten fruchtbaren Tag mit einem „F".

2. Störungen und Besonderheiten?

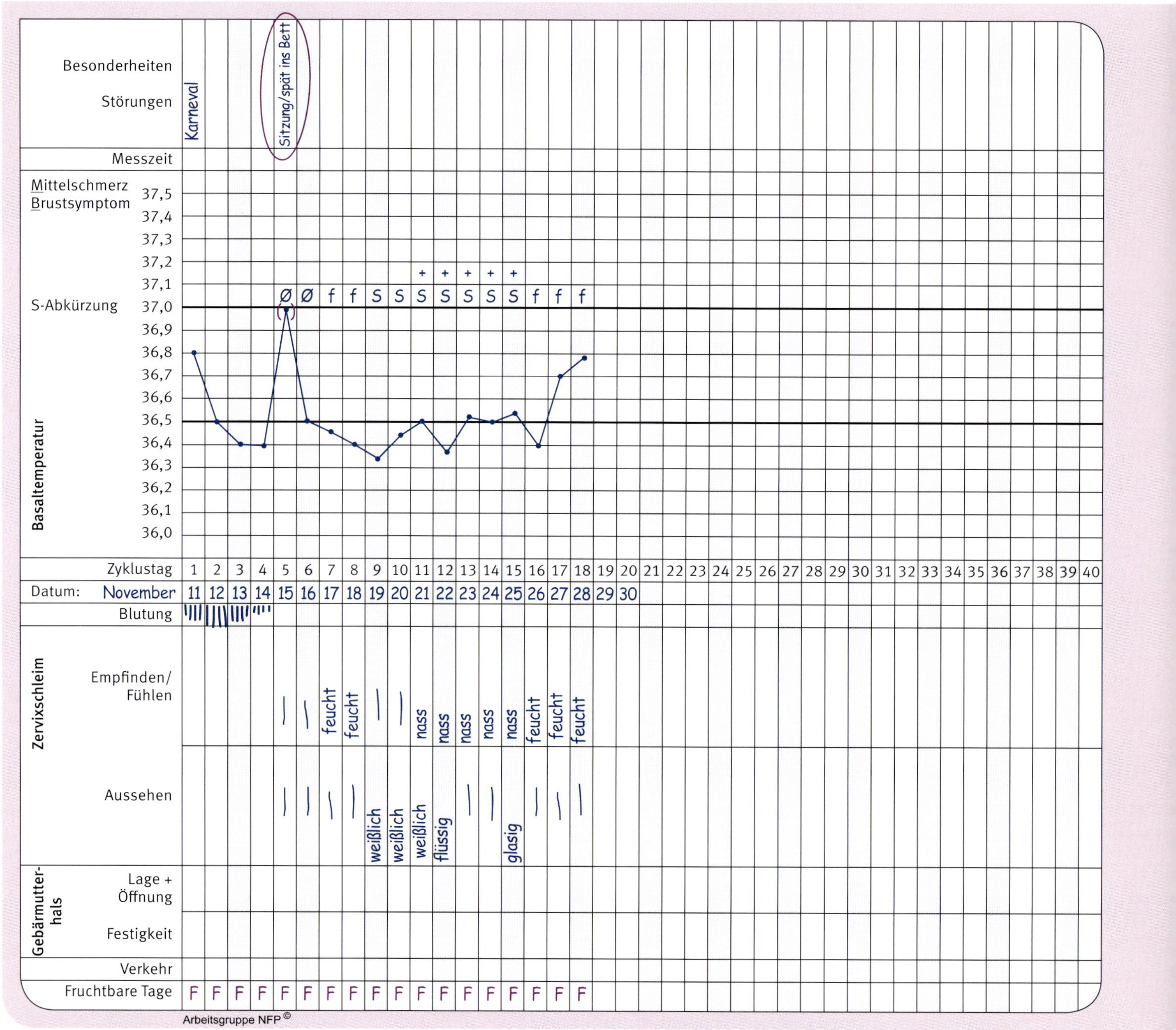
Besonderheiten
Störungen
Karneval
Sitzung/spät ins Bett
Messzeit
Mittelschmerz
Brustsymptom
S-Abkürzung
37,5
37,4
37,3
37,2
37,1
37,0
36,9
36,8
36,7
36,6
36,5
36,4
36,3
36,2
36,1
36,0
Basaltemperatur
Ø Ø f f S S S S S S S f f f
+ + + + +
Zyklustag
1 2 3 4 5 6 7 8 9 10 11 12 13 14 15 16 17 18 19 20 21 22 23 24 25 26 27 28 29 30 31 32 33 34 35 36 37 38 39 40
Datum: November
11 12 13 14 15 16 17 18 19 20 21 22 23 24 25 26 27 28 29 30
Blutung
Zervixschleim
Empfinden/ Fühlen
feucht feucht nass nass nass nass nass feucht feucht feucht
Aussehen
weißlich weißlich weißlich flüssig glasig
Gebärmutter-hals
Lage + Öffnung
Festigkeit
Verkehr
Fruchtbare Tage
F F F F F F F F F F F F F F F F F F
Arbeitsgruppe NFP ©

sensiPLAN®

Zyklus-Nr: 1

Messweise
After
Scheide X
Mund

Früheste 1. höhere Messung aus den vorangegangenen Zyklen

minus 8

1. höhere Messung in diesem Zyklus

Wollen Sie in diesem Zyklus schwanger werden?
ja
nein X
unentschieden

Malteser
...weil Nähe zählt.

Unfruchtbare Zeit am Zyklusanfang

1. Da Karin J. den ersten Beobachtungszyklus aufzeichnet und keine Vorerfahrungen hat, darf sie keine unfruchtbaren Tage am Zyklusanfang annehmen. Sie muss **vom ersten Zyklustag** an **Fruchtbarkeit** annehmen.

2. Die Temperaturmessung am 5. Zyklustag ist gestört (Sitzung/spät ins Bett) und muss ausgeklammert werden.

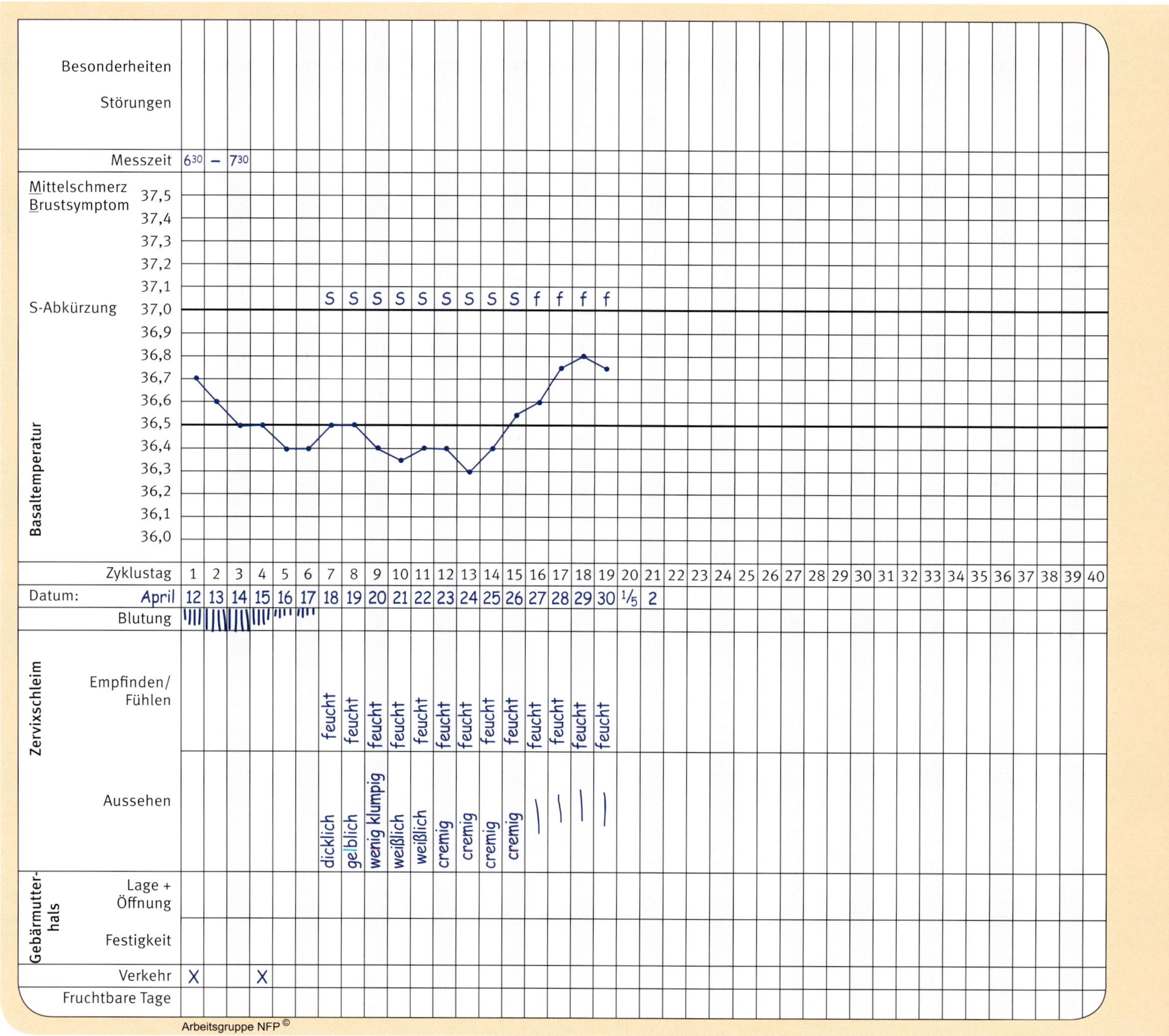
Besonderheiten
Störungen
Messzeit
6 30 – 7 30
Mittelschmerz
Brustsymptom
S-Abkürzung
Basaltemperatur
37,5
37,4
37,3
37,2
37,1
37,0
36,9
36,8
36,7
36,6
36,5
36,4
36,3
36,2
36,1
36,0
S S S S S S S S S f f f f
Zyklustag
1 2 3 4 5 6 7 8 9 10 11 12 13 14 15 16 17 18 19 20 21 22 23 24 25 26 27 28 29 30 31 32 33 34 35 36 37 38 39 40
Datum: April
12 13 14 15 16 17 18 19 20 21 22 23 24 25 26 27 28 29 30 1/5 2
Blutung
Zervixschleim
Empfinden/ Fühlen
feucht feucht feucht feucht feucht feucht feucht feucht feucht feucht feucht feucht feucht
Aussehen
dicklich gelblich wenig klumpig weißlich weißlich cremig cremig cremig cremig
Gebärmutter-hals
Lage + Öffnung
Festigkeit
Verkehr
X X
Fruchtbare Tage
Arbeitsgruppe NFP ©

sensiPLAN®

Zyklus-Nr: 7

Messweise After [ ] Scheide [ ] Mund [X]

Früheste 1. höhere Messung aus den vorangegangenen Zyklen 16

minus 8

1. höhere Messung in diesem Zyklus

Wollen Sie in diesem Zyklus schwanger werden?

ja [ ]
nein [X]
unentschieden [ ]

Malteser ...weil Nähe zählt.

Unfruchtbare Zeit am Zyklusanfang

» **Julia K., 26-jährige Verwaltungsangestellte, ein Kind; sie wendet im siebten Zyklus Sensiplan an. Im sechsten Zyklus hat es eine Temperaturhochlage gegeben.**

1. Bestimmen Sie den letzten unfruchtbaren Tag am Zyklusanfang und markieren Sie den ersten fruchtbaren Tag mit einem „F".
2. Bestimmen Sie den Höhepunkt des Zervixschleimsymptoms.
3. Störungen und Besonderheiten?
4. Bestimmen Sie zusätzlich die 1. höhere Messung und tragen Sie die 1. höhere Messung in die rechte Spalte ein.
5. Bestimmen Sie den Beginn der unfruchtbaren Zeit nach dem Eisprung.
6. Überprüfen Sie die früheste 1. höhere Messung.

Training 17 – Lösung

Die unfruchtbare Zeit am Zyklusanfang

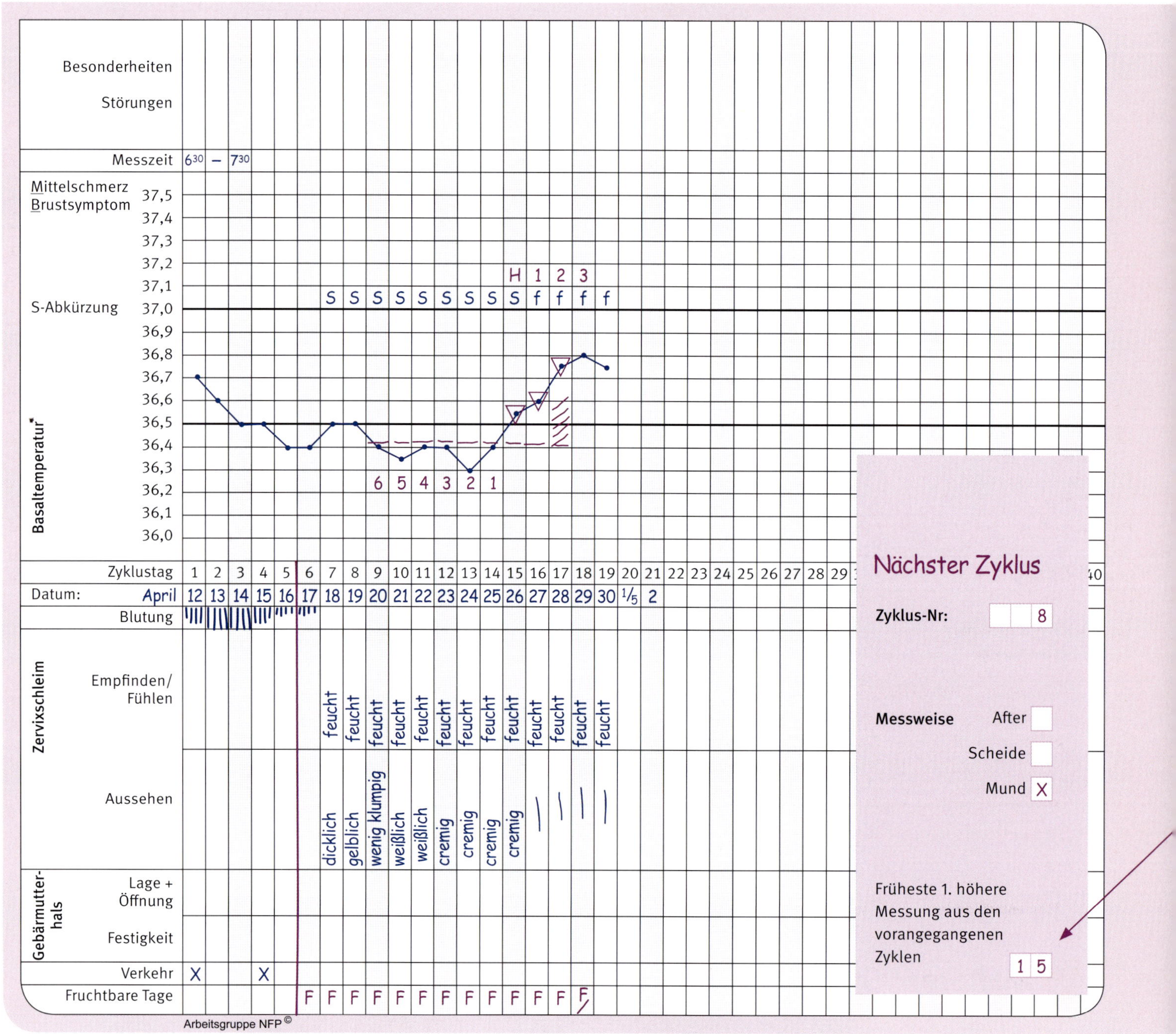

sensiPLAN®

Zyklus-Nr: 7

Messweise
After ☐
Scheide ☐
Mund ☒

Früheste 1. höhere Messung aus den vorangegangenen Zyklen 16

minus 8

1. höhere Messung in diesem Zyklus 15

Wollen Sie in diesem Zyklus schwanger werden?
ja ☐
nein ☒
unentschieden ☐

Malteser
...weil Nähe zählt.

Unfruchtbare Zeit am Zyklusanfang

1. Die **unfruchtbare Zeit am Zyklusanfang** wird nach der **5-Tage-Regel** in doppelter Kontrolle mit dem Zervixschleimsymptom bestimmt. Der **letzte unfruchtbare Tag** ist der **5. Zyklustag**.

2. Der **Höhepunkt** des Zervixschleimsymptoms ist am **15. Zyklustag**.

3. In diesem Zyklus gab es keine Störungen oder Besonderheiten.

4. Die **1. höhere Messung** in diesem Zyklus ist am **15. Zyklustag**.

5. Die **unfruchtbare Zeit nach dem Eisprung** beginnt am **Abend des 18. Zyklustages**.

6. Die **1. höhere Messung** hat sich vom 16. auf den 15. Zyklustag **vorverlagert**.

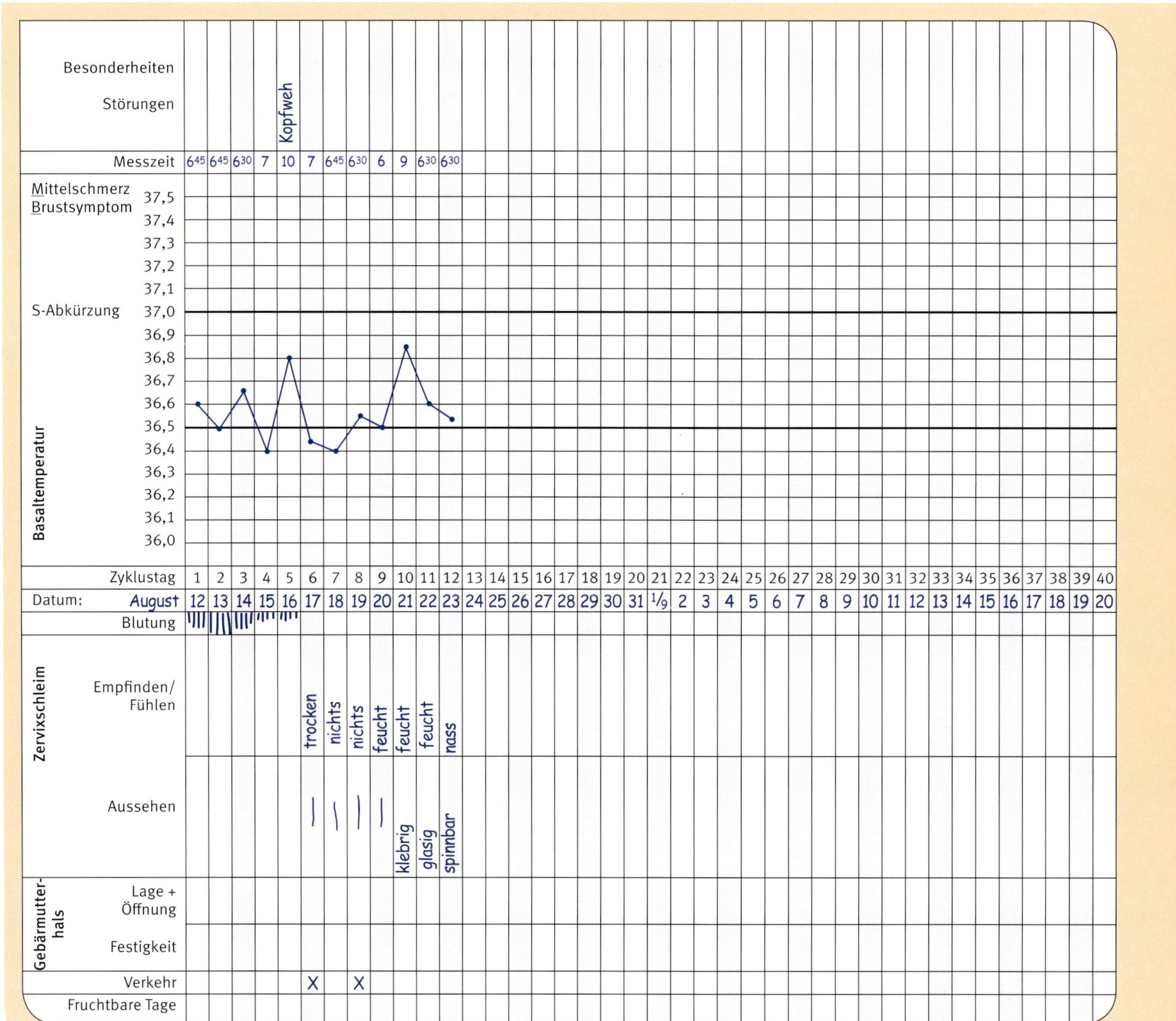

Arbeitsgruppe NFP ©

sensiPLAN®

Zyklus-Nr: | 1 | 3 |

Messweise After [X]
Scheide [ ]
Mund [ ]

Früheste 1. höhere Messung aus den vorangegangenen Zyklen | 1 | 8 |

minus 8 | | |

1. höhere Messung in diesem Zyklus | | |

Wollen Sie in diesem Zyklus schwanger werden?
ja [ ]
nein [X]
unentschieden [ ]

Malteser
...weil Nähe zählt.

Unfruchtbare Zeit am Zyklusanfang

» **Vanessa N., 24-jährige Journalistin, wendet seit einem Jahr Sensiplan an. Diesem Zyklus ist eine Temperaturhochlage vorausgegangen.**

1. Bestimmen Sie den letzten unfruchtbaren Tag am Zyklusanfang und markieren Sie den ersten fruchtbaren Tag mit einem „F".

2. Störungen und Besonderheiten?

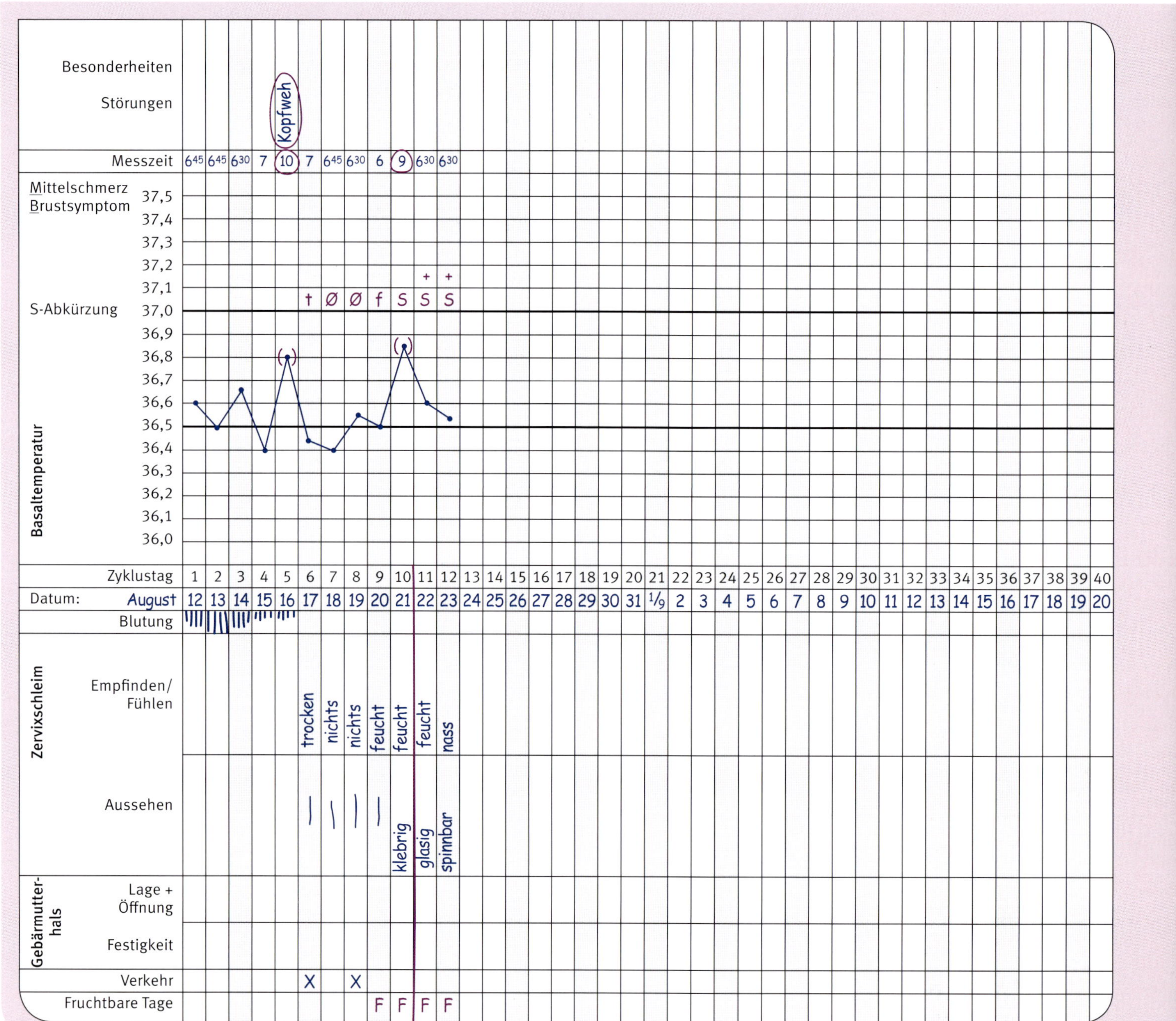

Arbeitsgruppe NFP ©

sensiPLAN®

Zyklus-Nr: 13

Messweise: After [X] / Scheide [ ] / Mund [ ]

Früheste 1. höhere Messung aus den vorangegangenen Zyklen: 18

minus 8: 10

1. höhere Messung in diesem Zyklus: [ ]

Wollen Sie in diesem Zyklus schwanger werden?

ja [ ] / nein [X] / unentschieden [ ]

Malteser ...weil Nähe zählt.

Unfruchtbare Zeit am Zyklusanfang

1. Da bereits 12 Temperaturkurven vorliegen, wird die **unfruchtbare Zeit am Zyklusanfang** nach der **Minus-8-Regel** in doppelter Kontrolle mit dem Zervixschleimsymptom bestimmt. Der **letzte unfruchtbare Tag** ist der **8. Zyklustag**, da Vanessa N. bereits am 9. und 10. Zyklustag Zervixschleim beobachtet.

2. Die Temperaturwerte am 5. und 10. Zyklustag sind gestört. Offenbar reagiert Vanessa N. sensibel auf spätere Messzeiten. Zudem scheinen sich die Kopfschmerzen am 5. Zyklustag mit auszuwirken.

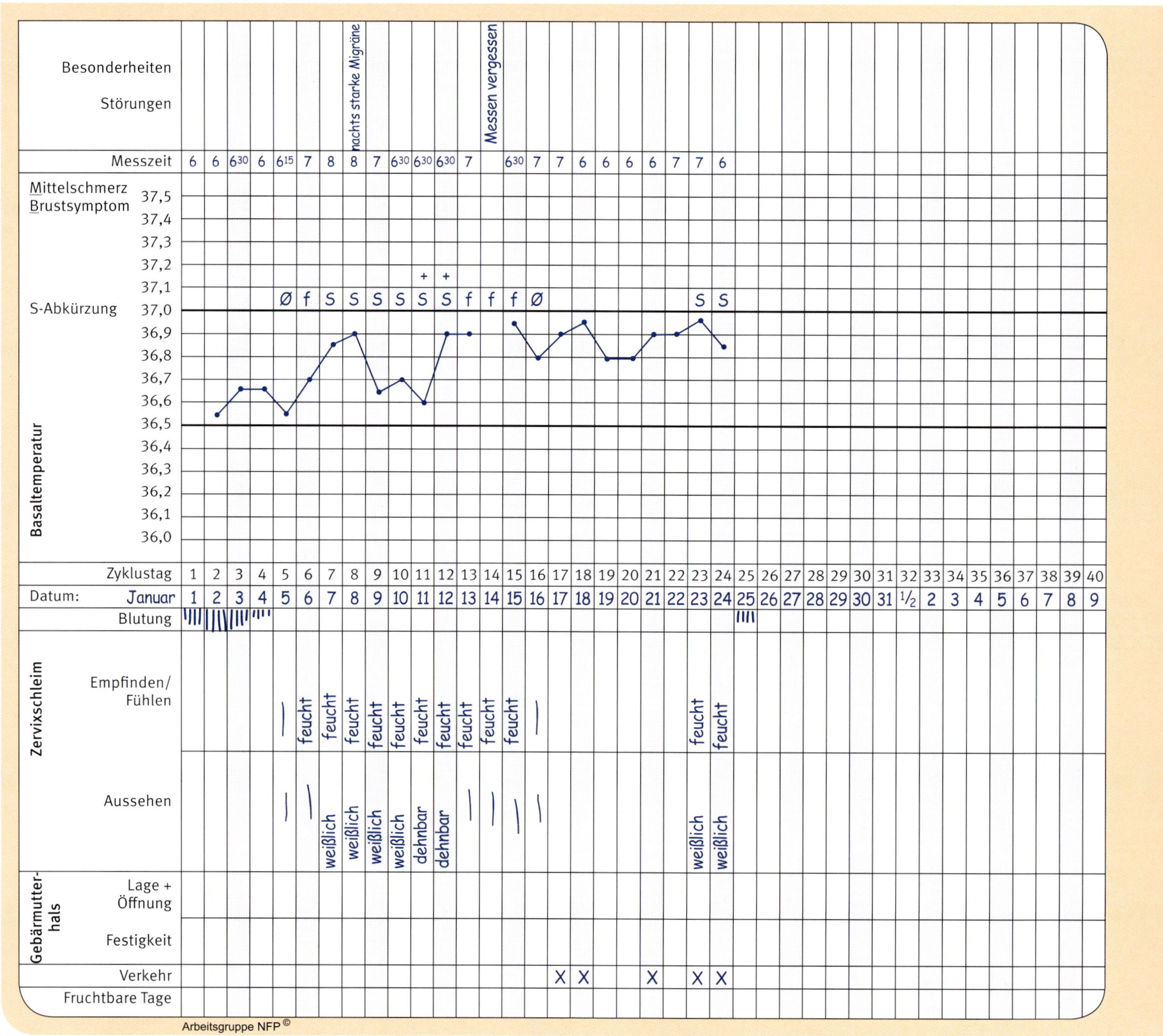
Besonderheiten
Störungen
nachts starke Migräne
Messen vergessen
Messzeit
6 6 6 30 6 6 15 7 8 8 7 6 30 6 30 6 30 7 6 30 7 7 6 6 6 6 7 7 6
Mittelschmerz
Brustsymptom
37,5
37,4
37,3
37,2
37,1
S-Abkürzung
37,0
36,9
36,8
36,7
36,6
36,5
36,4
36,3
36,2
36,1
36,0
Basaltemperatur
+ +
Ø f S S S S S S f f f Ø S S
Zyklustag
1 2 3 4 5 6 7 8 9 10 11 12 13 14 15 16 17 18 19 20 21 22 23 24 25 26 27 28 29 30 31 32 33 34 35 36 37 38 39 40
Datum: Januar
1 2 3 4 5 6 7 8 9 10 11 12 13 14 15 16 17 18 19 20 21 22 23 24 25 26 27 28 29 30 31 1/2 2 3 4 5 6 7 8 9
Blutung
Zervixschleim
Empfinden/ Fühlen
feucht feucht feucht feucht feucht feucht feucht feucht feucht feucht feucht feucht
Aussehen
weißlich weißlich weißlich weißlich dehnbar dehnbar weißlich weißlich
Gebärmutterhals
Lage + Öffnung
Festigkeit
Verkehr
X X X X X
Fruchtbare Tage
Arbeitsgruppe NFP ©

sensiPLAN®

Zyklus-Nr: 5

Messweise
After X
Scheide
Mund

Früheste 1. höhere Messung aus den vorangegangenen Zyklen 14

minus 8

1. höhere Messung in diesem Zyklus

Wollen Sie in diesem Zyklus schwanger werden?
ja
nein X
unentschieden

Malteser
...weil Nähe zählt.

Unfruchtbare Zeit am Zyklusanfang und nach dem Eisprung

» **Anette W., 38 Jahre, Altenpflegerin, zwei Kinder; sie wendet im fünften Zyklus Sensiplan an.**

(Training 19a und 19b sind zwei aufeinanderfolgende Zyklen von Anette W.; Zyklus 19a ist eine Temperaturhochlage vorausgegangen.)

1. Bestimmen Sie den letzten unfruchtbaren Tag am Zyklusanfang und markieren Sie den ersten fruchtbaren Tag mit einem „F".

2. Bestimmen Sie den Höhepunkt des Zervixschleimsymptoms.

3. Störungen und Besonderheiten?

4. Bestimmen Sie die 1. höhere Messung und tragen Sie die 1. höhere Messung in die rechte Spalte ein.

5. Bestimmen Sie den Beginn der unfruchtbaren Zeit nach dem Eisprung.

Training 19a – Lösung

Die unfruchtbare Zeit am Zyklusanfang

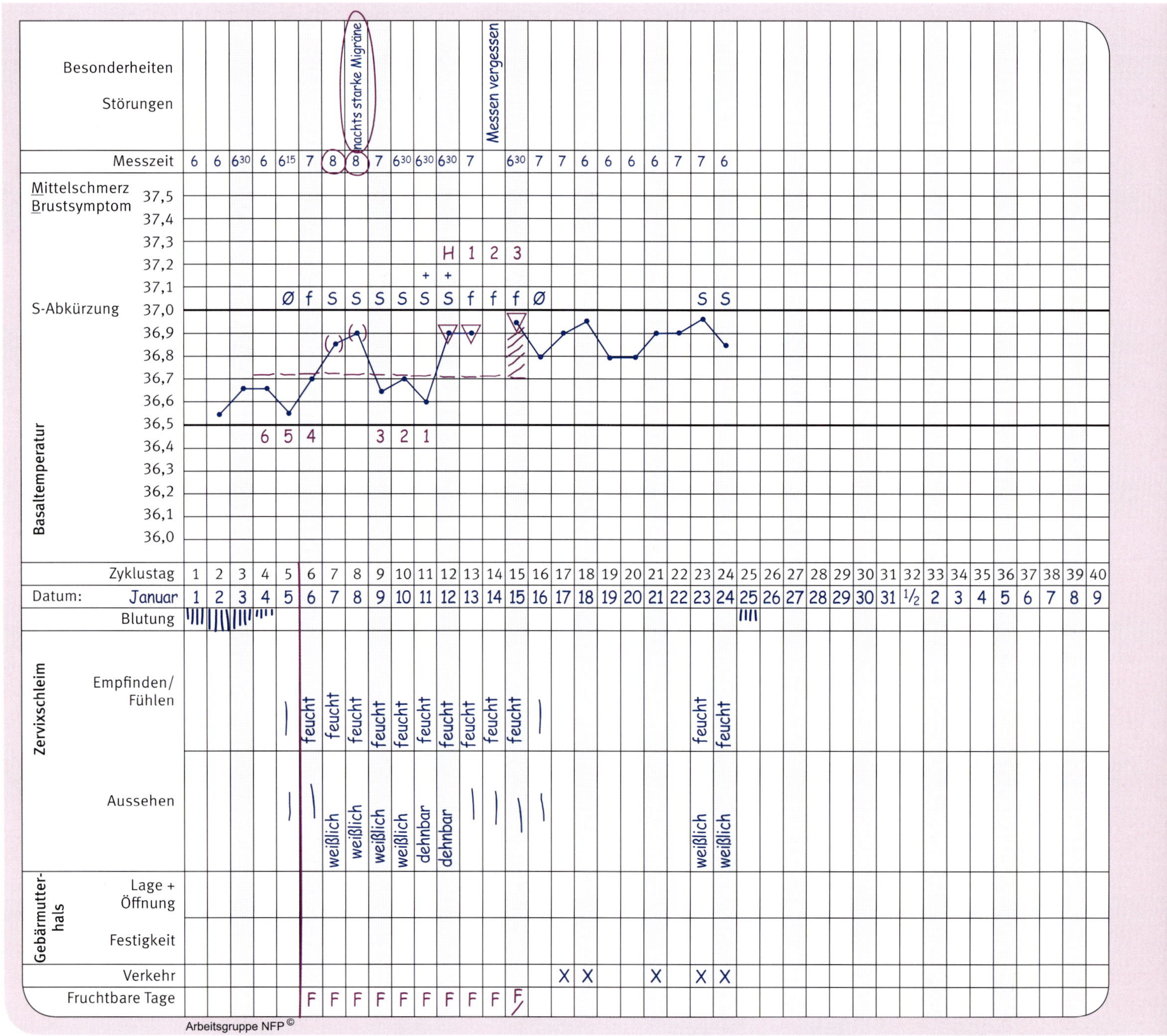

sensiPLAN®

Zyklus-Nr: 5

Messweise After X
Scheide
Mund

Früheste 1. höhere Messung aus den vorangegangenen Zyklen 14

minus 8 /

1. höhere Messung in diesem Zyklus 12

Wollen Sie in diesem Zyklus schwanger werden?
ja
nein X
unentschieden

Malteser ...weil Nähe zählt.

Unfruchtbare Zeit am Zyklusanfang und nach dem Eisprung

(Dem Zyklus in Training 19a ist eine Temperaturhochlage vorausgegangen.)

1. Die **unfruchtbare Zeit am Zyklusanfang** wird nach der **5-Tage-Regel** in doppelter Kontrolle mit dem Zervixschleimsymptom bestimmt. Der **letzte unfruchtbare Tag** ist der **5. Zyklustag**.

2. Der **Höhepunkt** des Zervixschleimsymptoms ist am **12. Zyklustag**.

3. Die spätere Messzeit am **7. und 8. Tag** und die Migräne am 8. Tag haben zu einer **Störung** der Temperatur geführt. Die beiden Werte sind auszuklammern.

4. Die **1. höhere Messung** in diesem Zyklus ist am **12. Zyklustag**.

5. Die **unfruchtbare Zeit nach dem Eisprung** beginnt am **Abend des 15. Zyklustages**.

Training 19b Die unfruchtbare Zeit am Zyklusanfang

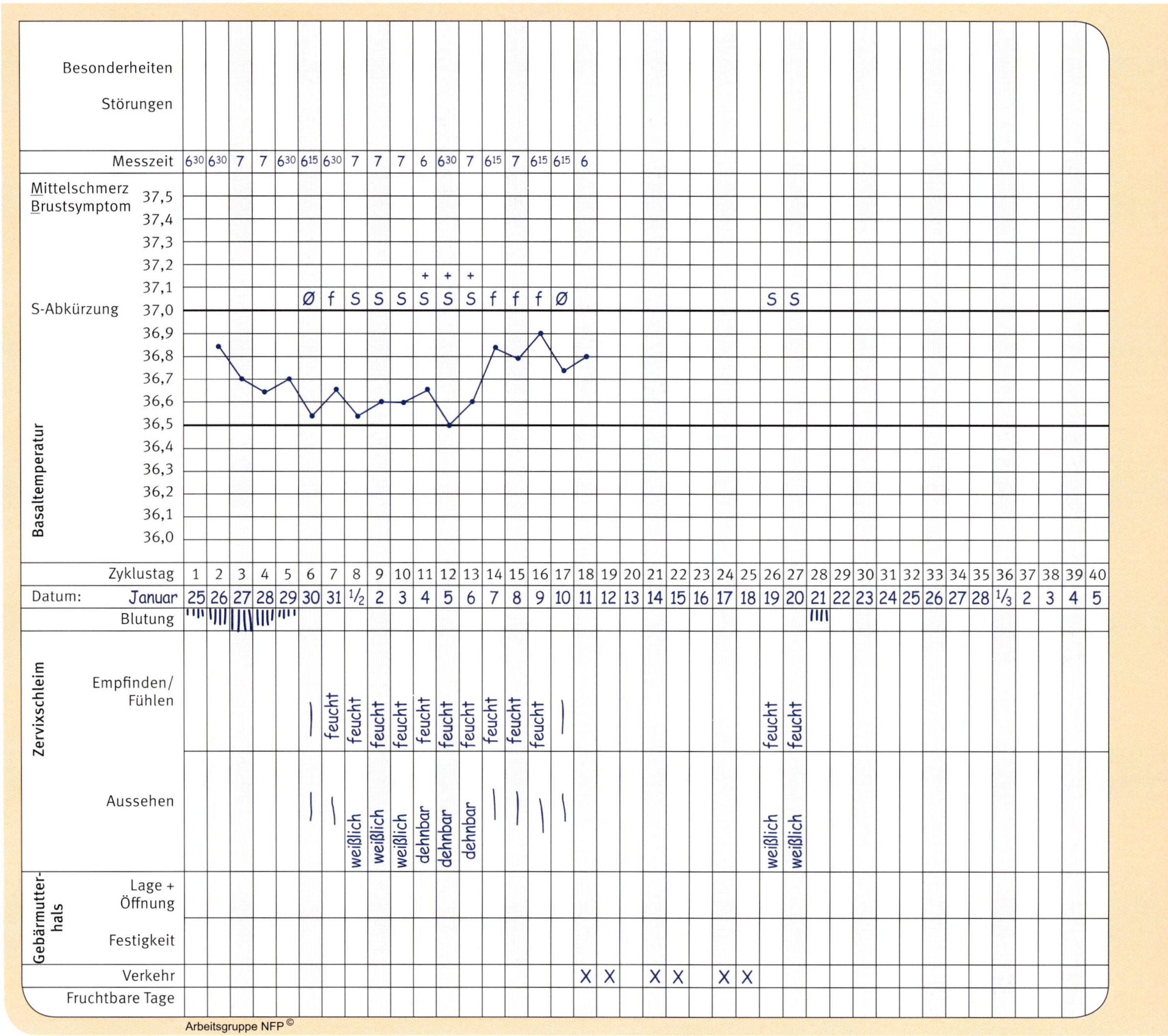

sensiPLAN®

Zykius-Nr: 6

Messweise After X

Scheide

Mund

Früheste 1. höhere Messung aus den vorangegangenen Zyklen

minus 8

1. höhere Messung in diesem Zyklus

Wollen Sie in diesem Zyklus schwanger werden?

ja

nein X

unentschieden

Malteser ...weil Nähe zählt.

Unfruchtbare Zeit am Zyklusanfang und nach dem Eisprung

» **Das ist der folgende (6.) Zyklus von Anette W.**

1. Bestimmen Sie den letzten unfruchtbaren Tag am Zyklusanfang und markieren Sie den ersten fruchtbaren Tag mit einem „F“.

2. Bestimmen Sie den Höhepunkt des Zervixschleimsymptoms.

3. Störungen und Besonderheiten?

4. Bestimmen Sie die 1. höhere Messung und tragen Sie die 1. höhere Messung in die rechte Spalte ein.

5. Bestimmen Sie den Beginn der unfruchtbaren Zeit nach dem Eisprung.

Training 19b – Lösung

Die unfruchtbare Zeit am Zyklusanfang

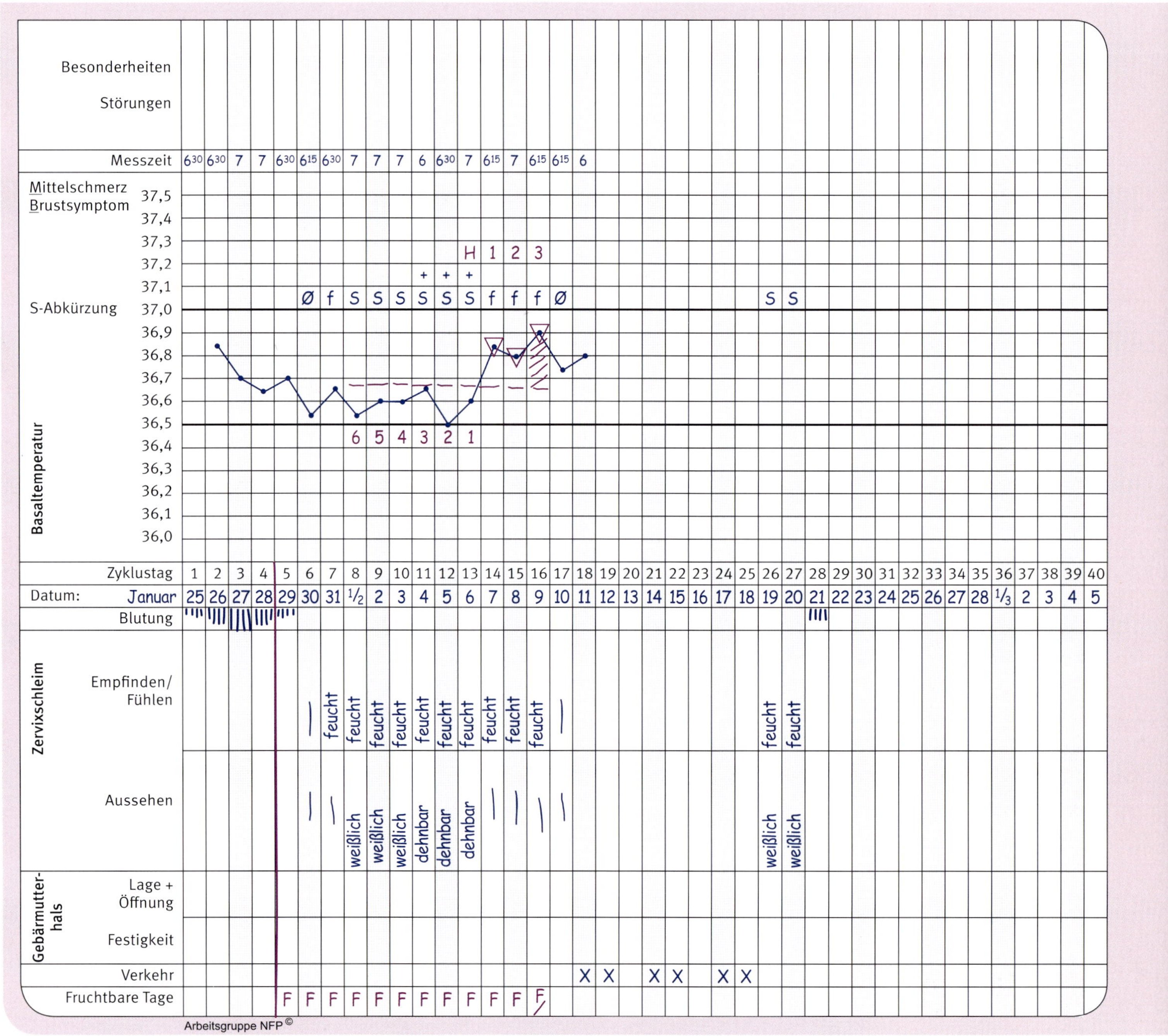

Arbeitsgruppe NFP ©

sensiPLAN®

Zyklus-Nr: 6

Messweise After X
Scheide
Mund

Früheste 1. höhere Messung aus den vorangegangenen Zyklen 12

minus 8 4

1. höhere Messung in diesem Zyklus 14

Wollen Sie in diesem Zyklus schwanger werden?
ja
nein X
unentschieden

Malteser ...weil Nähe zählt.

Unfruchtbare Zeit am Zyklusanfang und nach dem Eisprung

1. Da die erste höhere Messung im vorhergehenden Zyklus auf den 12. Zyklustag fiel, wird in diesem Zyklus die **unfruchtbare Zeit am Zyklusanfang** nicht mehr nach der 5-Tage-Regel, sondern nach der **Minus-8-Regel** in doppelter Kontrolle mit dem Zervixschleimsymptom bestimmt. Der **letzte unfruchtbare Tag** ist der **4. Zyklustag**.

2. Der **Höhepunkt** des Zervixschleimsymptoms ist am **13. Zyklustag**.

3. Störungen und Besonderheiten wurden nicht beobachtet.

4. Die **1. höhere Messung** in diesem Zyklus ist am **14. Zyklustag**.

5. Die **unfruchtbare Zeit nach dem Eisprung** beginnt am **Abend des 16. Zyklustages**.

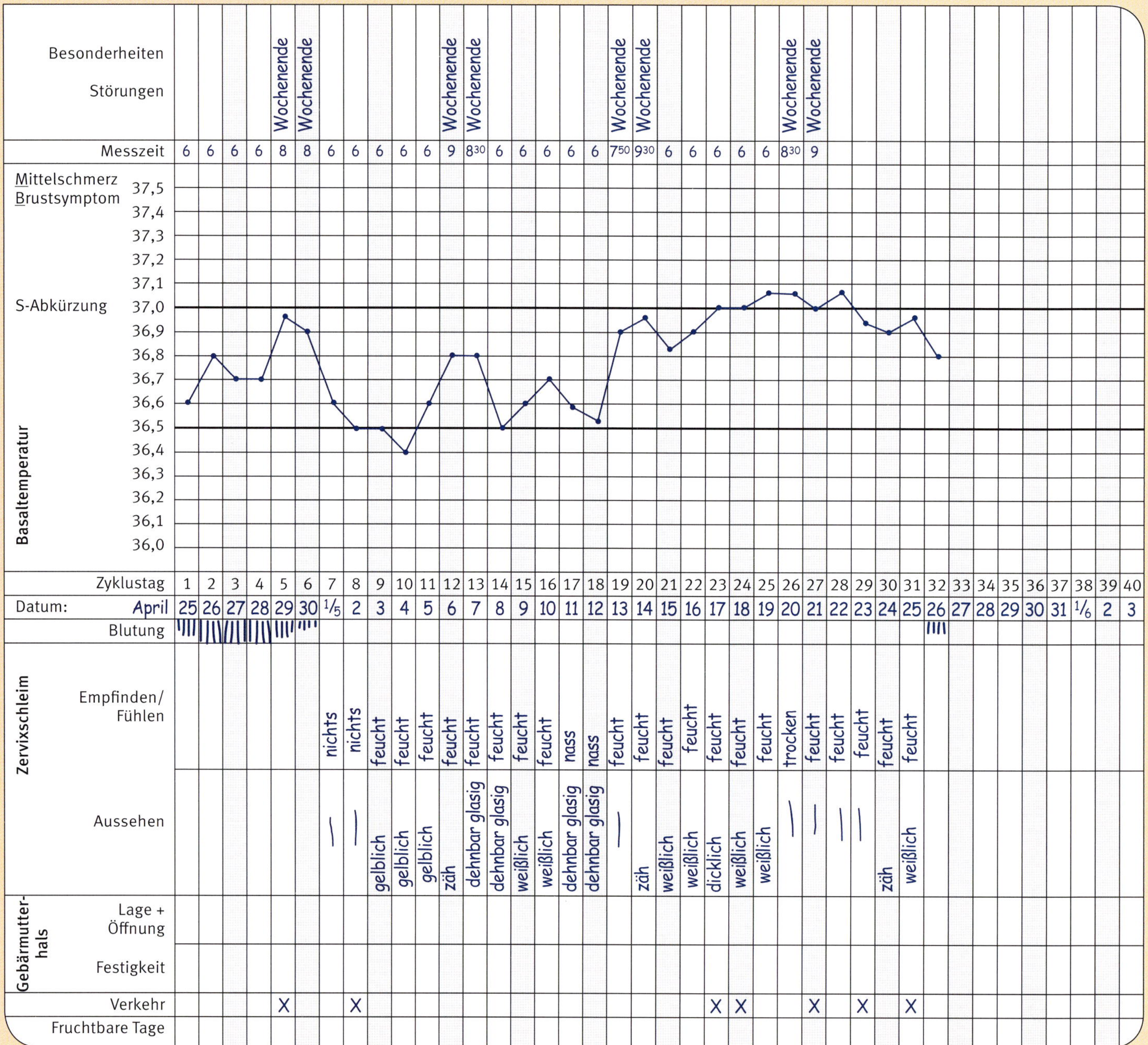

Arbeitsgruppe NFP ©

sensiPLAN®

Zyklus-Nr: 1 3

Messweise After X
Scheide
Mund

Früheste 1. höhere Messung aus den vorangegangenen Zyklen 1 5

minus 8

1. höhere Messung in diesem Zyklus

Wollen Sie in diesem Zyklus schwanger werden?
ja
nein X
unentschieden

Malteser ...weil Nähe zählt.

Unfruchtbare Zeit am Zyklusanfang und nach dem Eisprung

» Marion M., 25-jährige Designerin

(Temperaturhochlage im vorangegangenen Zyklus)

1. Tragen Sie zunächst die Zervixschleimabkürzungen ein und bestimmen Sie den Höhepunkt des Zervixschleimsymptoms.
2. Bestimmen Sie den letzten unfruchtbaren Tag am Zyklusanfang und markieren Sie den ersten fruchtbaren Tag mit einem „F".
3. Störungen und Besonderheiten?
4. Bestimmen Sie die 1. höhere Messung und tragen Sie die 1. höhere Messung in die rechte Spalte ein.
5. Bestimmen Sie den Beginn der unfruchtbaren Zeit nach dem Eisprung.

Training 20 – Lösung
Die unfruchtbare Zeit am Zyklusanfang

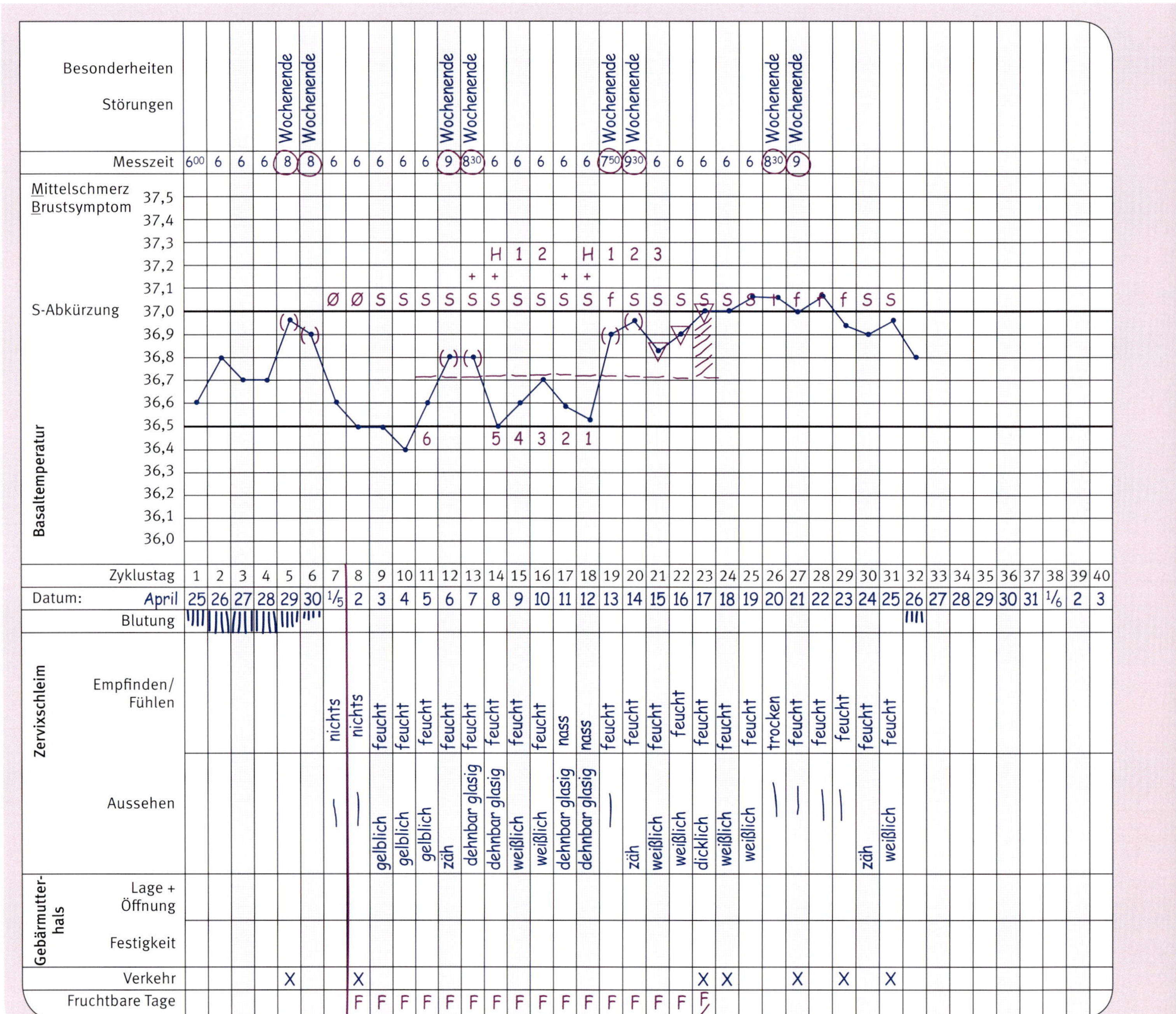

Arbeitsgruppe NFP ©

sensiPLAN®

Zyklus-Nr: 1 3

Messweise After X
Scheide
Mund

Früheste 1. höhere Messung aus den vorangegangenen Zyklen 1 5

minus 8 7

1. höhere Messung in diesem Zyklus 2 1

Wollen Sie in diesem Zyklus schwanger werden?
ja
nein X
unentschieden

Malteser
...weil Nähe zählt.

Unfruchtbare Zeit am Zyklusanfang und nach dem Eisprung

1. In diesem Zyklus gibt es **zwei Höhepunkte des Zervixschleimsymptoms**, am 14. und am 18. Zyklustag. Der für die Auswertung entscheidende Höhepunkt ist der **18. Zyklustag**.

2. Marion M. beobachtet ihren Körper im 13. Zyklus. Deshalb wird die unfruchtbare Zeit am Zyklusanfang nach der **Minus-8-Regel** bestimmt. Der **letzte unfruchtbare Tag** ist der **7. Zyklustag**.

3. Marion M. reagiert auf spätere Messzeiten. Deshalb sind auch die **Werte am 5., 6., 12., 13., 19. und 20. Zyklustag** gestört und müssen **ausgeklammert** werden. Sie bleiben bei der Auswertung unberücksichtigt. (Die Werte am 26. und 27. Zyklustag sind ohne Relevanz, da die Auswertung abgeschlossen ist.)

4. Die **1. höhere Messung** ist am **21. Zyklustag**.

5. Die **unfruchtbare Zeit nach dem Eisprung** beginnt am **Abend des 23. Zyklustages**.

Anmerkung: Trotz fehlenden Kinderwunsches in diesem Zyklus hat das Paar am ersten fruchtbaren Tag Verkehr.

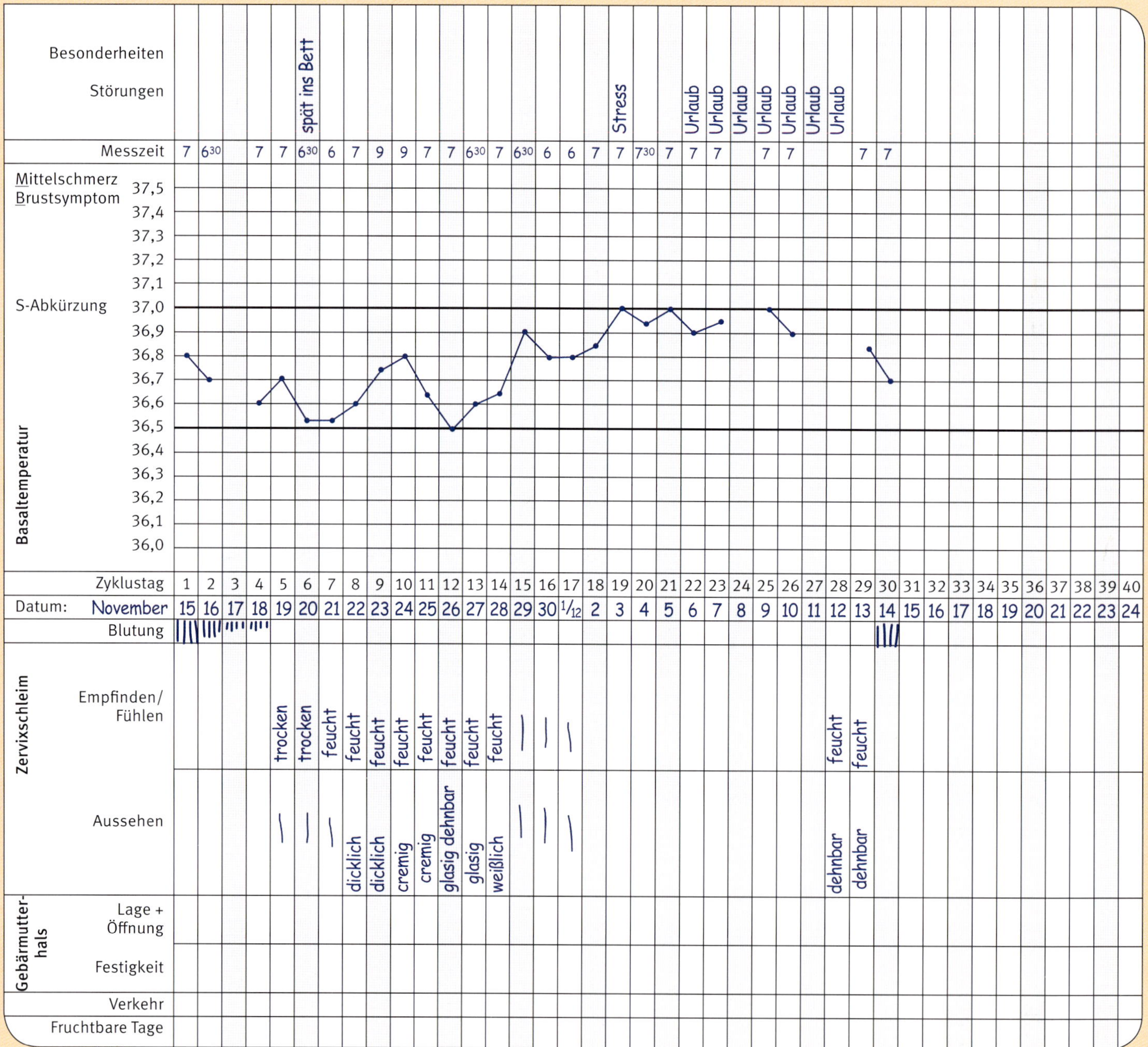

Arbeitsgruppe NFP ©

sensiPLAN®

Zyklus-Nr:	1 5
Messweise After	
Scheide	X
Mund	
Früheste 1. höhere Messung aus den vorangegangenen Zyklen	1 6
minus 8	
1. höhere Messung in diesem Zyklus	
Wollen Sie in diesem Zyklus schwanger werden? ja	
nein	
unentschieden	X

Malteser
...weil Nähe zählt.

Unfruchtbare Zeit am Zyklusanfang und nach dem Eisprung

» **Christina O., 29-jährige Grafikerin, wendet seit über einem Jahr Sensiplan an.**

(Temperaturhochlage im vorangegangenen Zyklus)

1. Tragen Sie zunächst die Zervixschleimabkürzungen ein und bestimmen Sie den Höhepunkt des Zervixschleimsymptoms.
2. Bestimmen Sie den letzten unfruchtbaren Tag am Zyklusanfang und markieren Sie den ersten fruchtbaren Tag mit einem „F".
3. Störungen und Besonderheiten?
4. Bestimmen Sie die 1. höhere Messung und tragen Sie die 1. höhere Messung in die rechte Spalte ein.
5. Bestimmen Sie den Beginn der unfruchtbaren Zeit nach dem Eisprung.

Training 21 – Lösung

Die unfruchtbare Zeit am Zyklusanfang

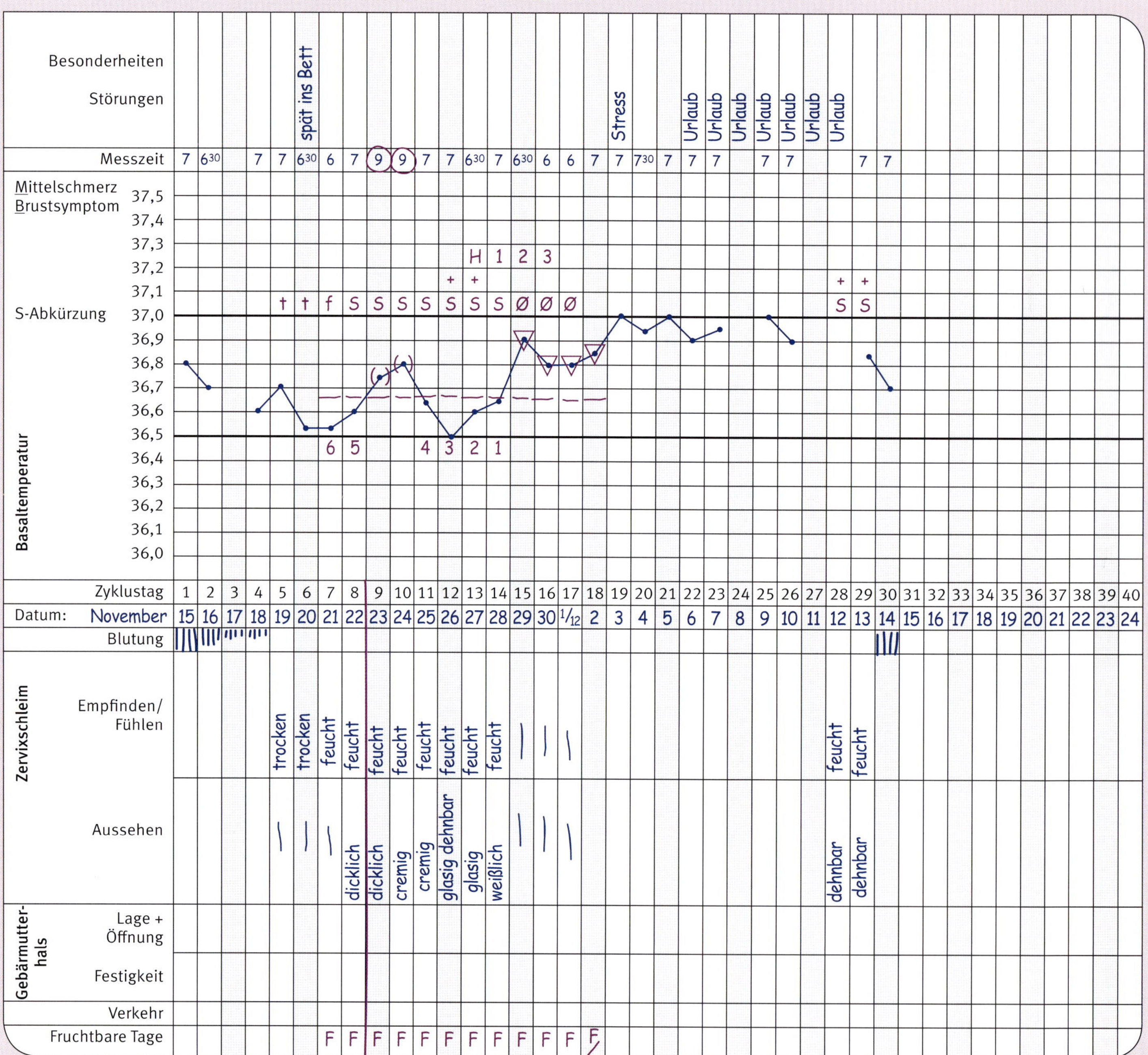

Arbeitsgruppe NFP ©

sensiPLAN®

Zyklus-Nr: 15

Messweise
After ☐
Scheide ☒
Mund ☐

Früheste 1. höhere Messung aus den vorangegangenen Zyklen 16

minus 8: 8

1. höhere Messung in diesem Zyklus 15

Wollen Sie in diesem Zyklus schwanger werden?
ja ☐
nein ☐
unentschieden ☒

Malteser
...weil Nähe zählt.

Unfruchtbare Zeit am Zyklusanfang und nach dem Eisprung

1. Der **Höhepunkt des Zervixschleimsymptoms** ist am **13. Zyklustag**.

2. Die **unfruchtbare Zeit am Zyklusanfang** wird nach der **Minus-8-Regel** in doppelter Kontrolle mit dem Zervixschleim bestimmt. Der **letzte unfruchtbare Tag** am Zyklusanfang ist der **6. Zyklustag**.

3. Das späte Zubettgehen bewirkt keine Temperaturerhöhung, aber die **spätere Messzeit am 9. und 10. Zyklustag**. Deshalb werden diese Werte bei der Auswertung nicht berücksichtigt.

4. Die **1. höhere Messung** ist der **15. Zyklustag. Damit verlagert sich** die früheste 1. höhere Messung um einen Tag nach vorne.

5. Die **unfruchtbare Zeit nach dem Eisprung** beginnt am **Abend des 18. Zyklustages**.

Hinweis: Die Temperatur wird nach der 1. Ausnahmeregel ausgewertet.

Training 22a Die unfruchtbare Zeit am Zyklusanfang

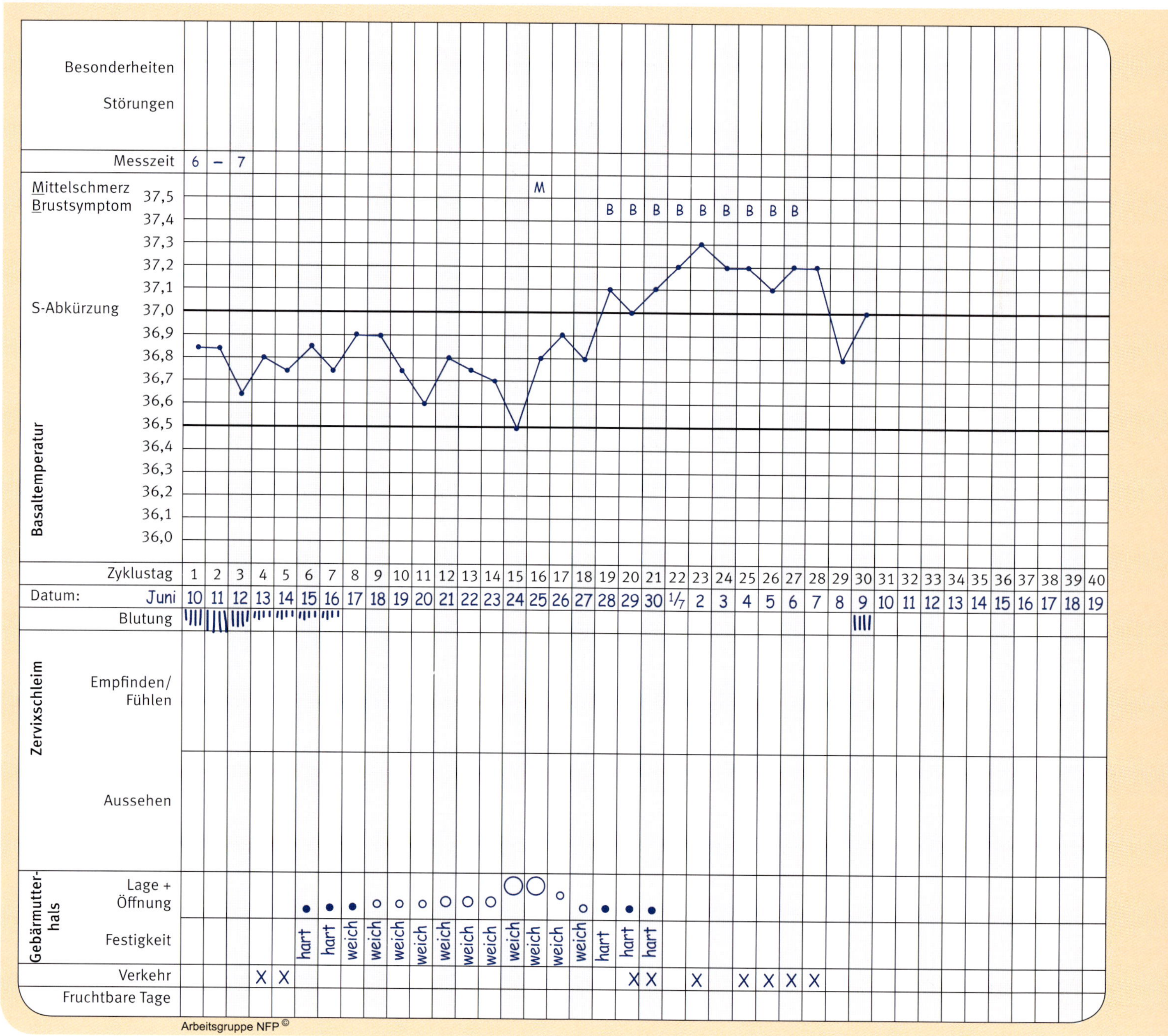

sensiPLAN®

Zyklus-Nr: 68

Messweise: After [X] / Scheide [ ] / Mund [ ]

Früheste 1. höhere Messung aus den vorangegangenen Zyklen: 15

minus 8: [ ]

1. höhere Messung in diesem Zyklus: [ ]

Wollen Sie in diesem Zyklus schwanger werden?
ja [ ]
nein [X]
unentschieden [ ]

Malteser
... weil Nähe zählt.

Unfruchtbare Zeit am Zyklusanfang und nach dem Eisprung

» **Renate Sch., Lektorin, 41 Jahre, wendet seit einigen Jahren Sensiplan an. Da sie immer eine lange Blutung hat und nur sehr wenig Zervixschleim beobachten kann, bestimmt sie Anfang und Ende der fruchtbaren Zeit mithilfe des Gebärmutterhalses.**

(Temperatur im vorangegangenen Zyklus nicht gemessen; Training 22a und 22b sind zwei aufeinanderfolgende Zyklen von Renate Sch.)

1. Bestimmen Sie den letzten unfruchtbaren Tag am Zyklusanfang und markieren Sie den ersten fruchtbaren Tag mit einem „F“.
2. Störungen und Besonderheiten?
3. Bestimmen Sie die 1. höhere Messung und tragen Sie die 1. höhere Messung in die rechte Spalte ein.
4. Bestimmen Sie den Beginn der unfruchtbaren Zeit nach dem Eisprung.

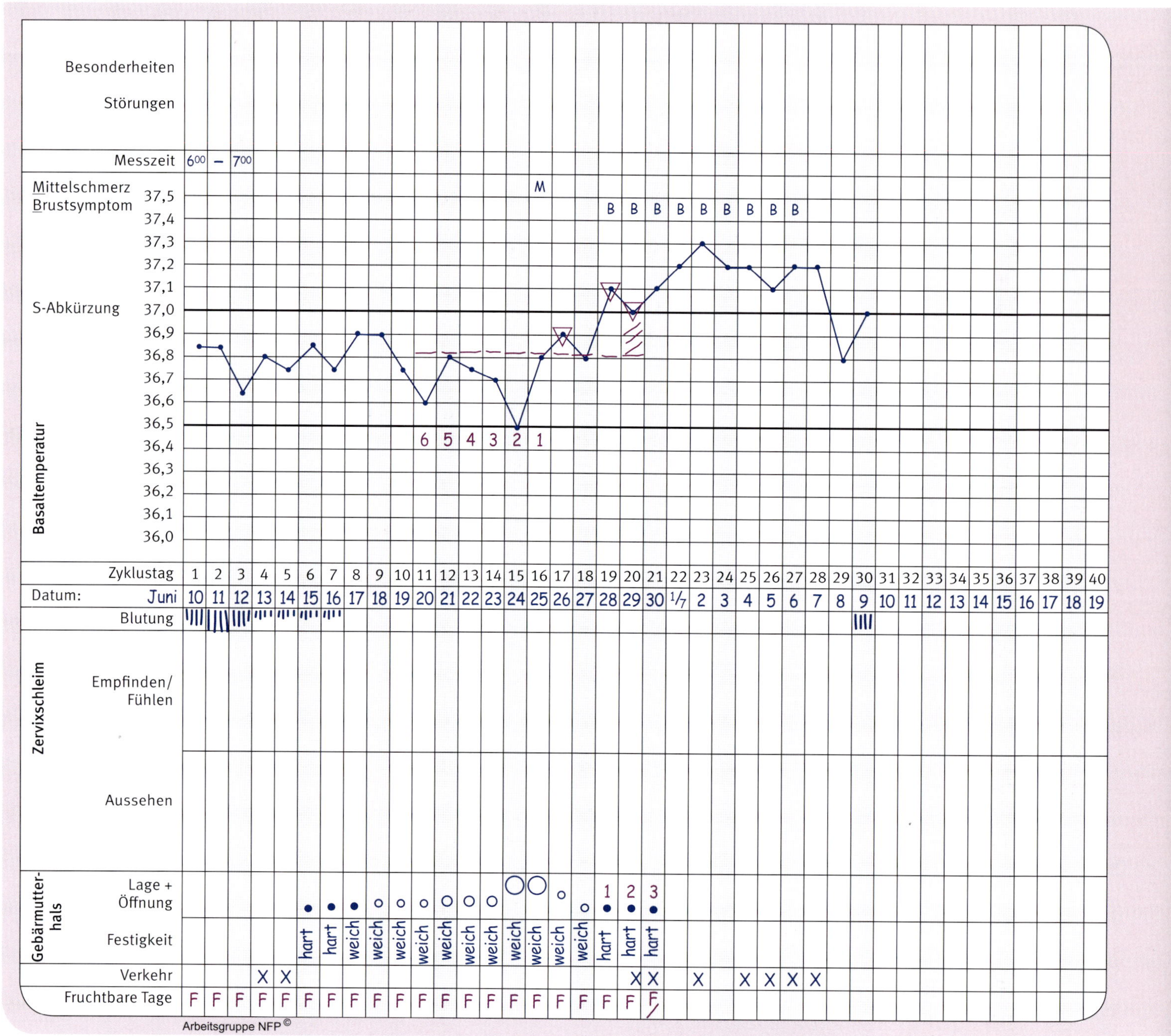
Besonderheiten
Störungen
Messzeit
6⁰⁰ – 7⁰⁰
Mittelschmerz
Brustsymptom
S-Abkürzung
Basaltemperatur
37,5
37,4
37,3
37,2
37,1
37,0
36,9
36,8
36,7
36,6
36,5
36,4
36,3
36,2
36,1
36,0
M
B B B B B B B B B
6 5 4 3 2 1
Zyklustag
Datum: Juni
Blutung
Zervixschleim
Empfinden/Fühlen
Aussehen
Gebärmutterhals
Lage + Öffnung
1 2 3
Festigkeit
hart hart weich weich weich weich weich weich weich weich weich weich weich hart hart hart
Verkehr
Fruchtbare Tage
Arbeitsgruppe NFP ©

sensiPLAN®

Zyklus-Nr: 68

Messweise
After X
Scheide
Mund

Früheste 1. höhere Messung aus den vorangegangenen Zyklen 15

minus 8

1. höhere Messung in diesem Zyklus 17

Wollen Sie in diesem Zyklus schwanger werden?
ja
nein X
unentschieden

Malteser
...weil Nähe zählt.

Unfruchtbare Zeit am Zyklusanfang und nach dem Eisprung

1. Da Renate Sch. im letzten Zyklus keine Temperatur gemessen hat, kann sie am **Zyklusanfang keine unfruchtbaren Tage** annehmen.
2. Störungen und Besonderheiten wurden nicht beobachtet.
3. Die **1. höhere Messung** ist der **17. Zyklustag**.
4. Die **unfruchtbare Zeit nach dem Eisprung** wird in doppelter Kontrolle mit dem Gebärmutterhals bestimmt und beginnt am **Abend des 21. Zyklustages**.

Hinweis: Die Temperatur wird nach der 2. Ausnahmeregel ausgewertet.
Anmerkung: Obwohl in diesem Zyklus kein Kinderwunsch besteht, hat das Paar in der fruchtbaren Zeit Verkehr (4., 5., 20. Zyklustag).

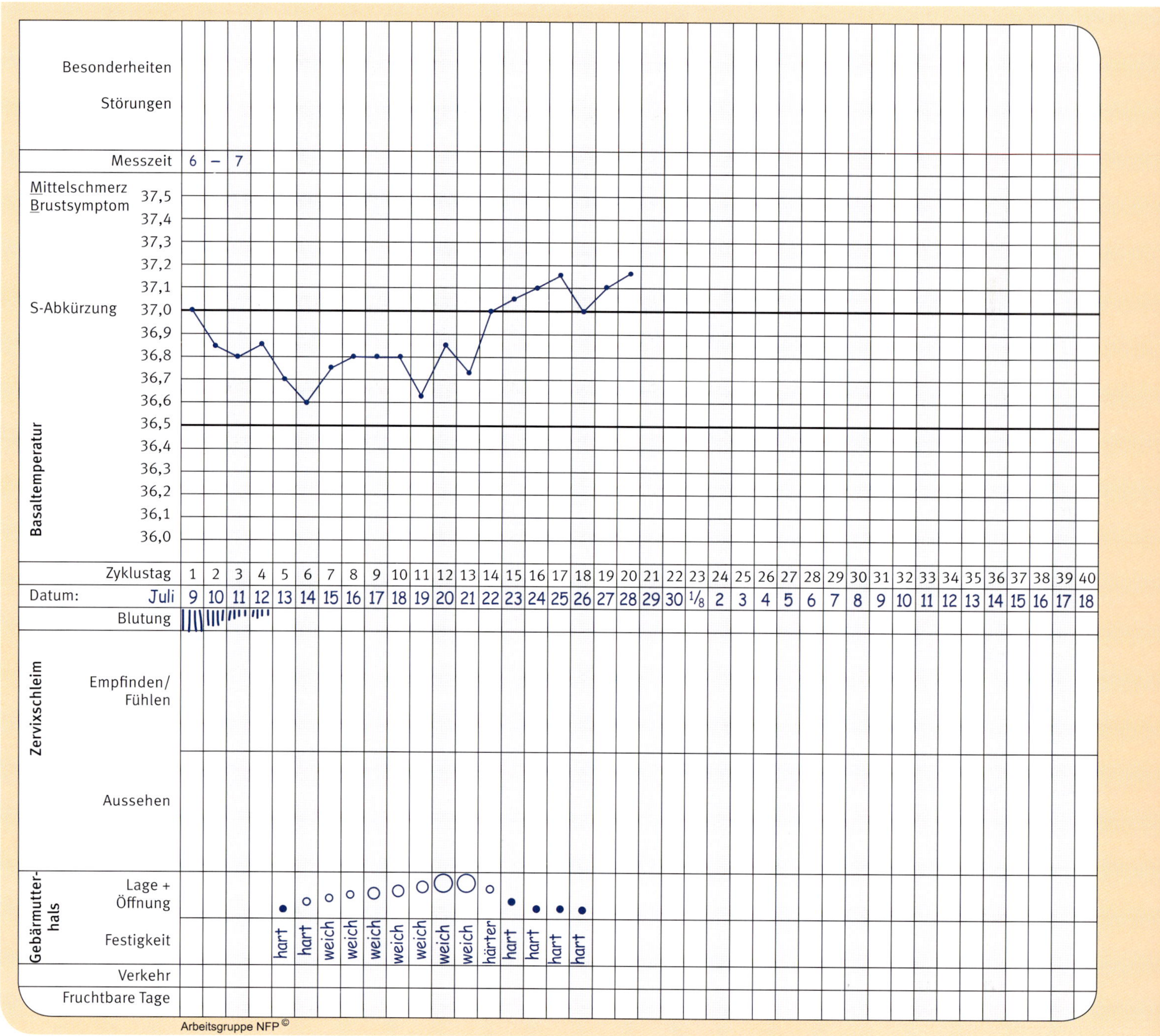
Besonderheiten
Störungen
Messzeit 6 – 7
Mittelschmerz
Brustsymptom
37,5
37,4
37,3
37,2
37,1
S-Abkürzung
37,0
36,9
36,8
36,7
36,6
36,5
36,4
36,3
36,2
36,1
36,0
Basaltemperatur
Zyklustag 1 2 3 4 5 6 7 8 9 10 11 12 13 14 15 16 17 18 19 20 21 22 23 24 25 26 27 28 29 30 31 32 33 34 35 36 37 38 39 40
Datum: Juli 9 10 11 12 13 14 15 16 17 18 19 20 21 22 23 24 25 26 27 28 29 30 1/8 2 3 4 5 6 7 8 9 10 11 12 13 14 15 16 17 18
Blutung
Zervixschleim
Empfinden/ Fühlen
Aussehen
Gebärmutter-hals
Lage + Öffnung
Festigkeit
hart hart weich weich weich weich weich weich weich härter hart hart hart hart
Verkehr
Fruchtbare Tage
Arbeitsgruppe NFP ©

sensiPLAN®

Zyklus-Nr: 6 9

Messweise After X
Scheide
Mund

Früheste 1. höhere Messung aus den vorangegangenen Zyklen 1 5

minus 8

1. höhere Messung in diesem Zyklus

Wollen Sie in diesem Zyklus schwanger werden?
ja
nein X
unentschieden

Malteser
...weil Nähe zählt.

Unfruchtbare Zeit am Zyklusanfang und nach dem Eisprung

» **Dies ist der folgende (69.) Zyklus von Renate Sch.**

1. Bestimmen Sie den letzten unfruchtbaren Tag am Zyklusanfang und markieren Sie den ersten fruchtbaren Tag mit einem „F“.
2. Störungen und Besonderheiten?
3. Bestimmen Sie die 1. höhere Messung und tragen Sie die 1. höhere Messung in die rechte Spalte ein.
4. Bestimmen Sie den Beginn der unfruchtbaren Zeit nach dem Eisprung.

Training 22b – Lösung

Die unfruchtbare Zeit am Zyklusanfang

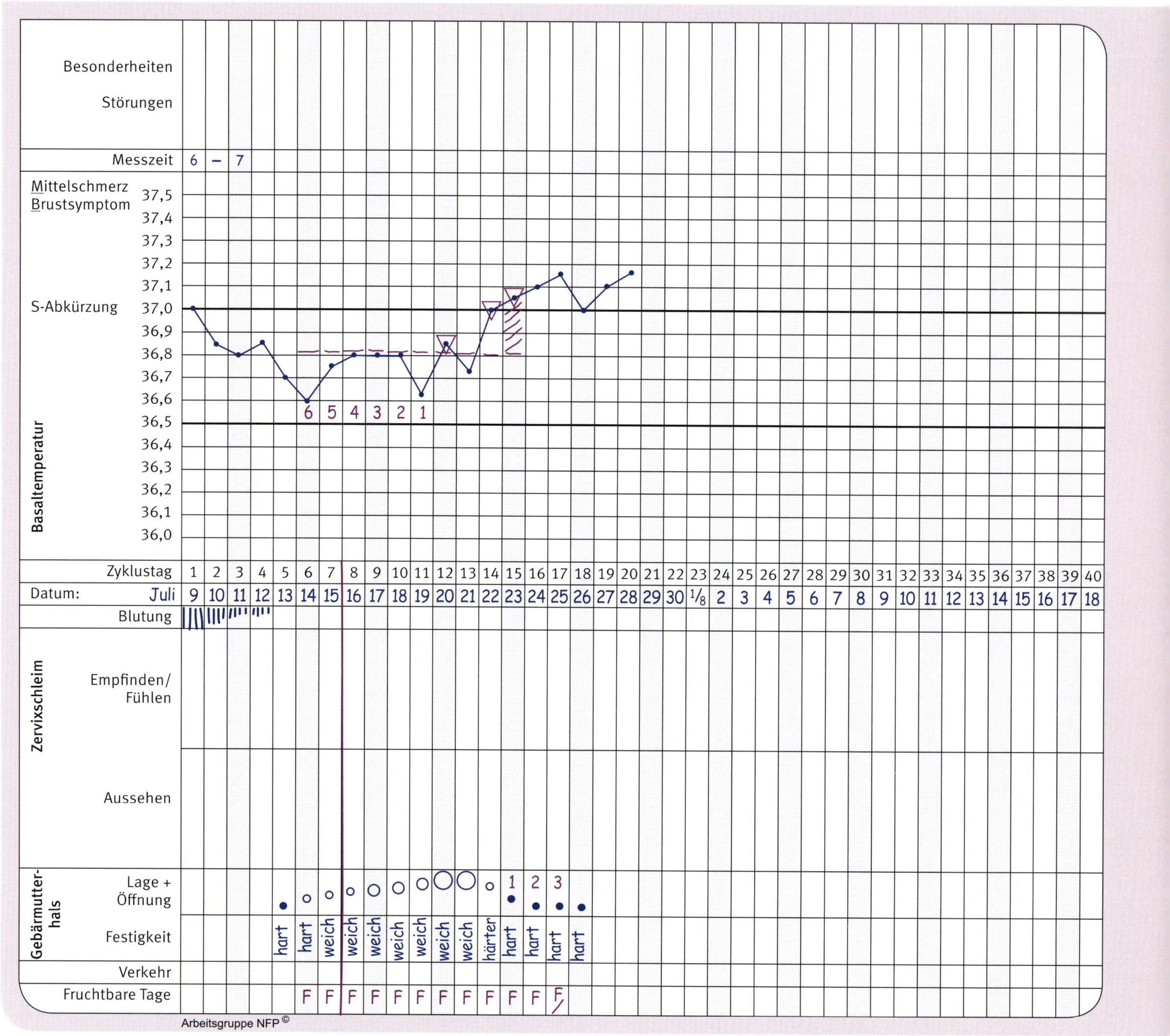

sensiPLAN®

Zyklus-Nr: 69

Messweise: After [X] Scheide [ ] Mund [ ]

Früheste 1. höhere Messung aus den vorangegangenen Zyklen: 15

minus 8: 7

1. höhere Messung in diesem Zyklus: 12

Wollen Sie in diesem Zyklus schwanger werden?

ja [ ]
nein [X]
unentschieden [ ]

Malteser
...weil Nähe zählt.

Unfruchtbare Zeit am Zyklusanfang und nach dem Eisprung

1. Die unfruchtbare Zeit am **Zyklusanfang** wird nach der **Minus-8-Regel** in doppelter Kontrolle mit dem Gebärmutterhals bestimmt. Der **letzte unfruchtbare Tag** ist der **5. Zyklustag**.

2. Störungen und Besonderheiten wurden nicht beobachtet.

3. Die **erste höhere Messung** ist der **12. Zyklustag**. Damit verlagert sich die erste höhere Messung um drei Tage nach vorne.

4. Die **unfruchtbare Zeit nach dem Eisprung** beginnt am **Abend des 17. Zyklustags**.

Hinweis: Die Temperatur wird nach der 2. Ausnahmeregel ausgewertet.

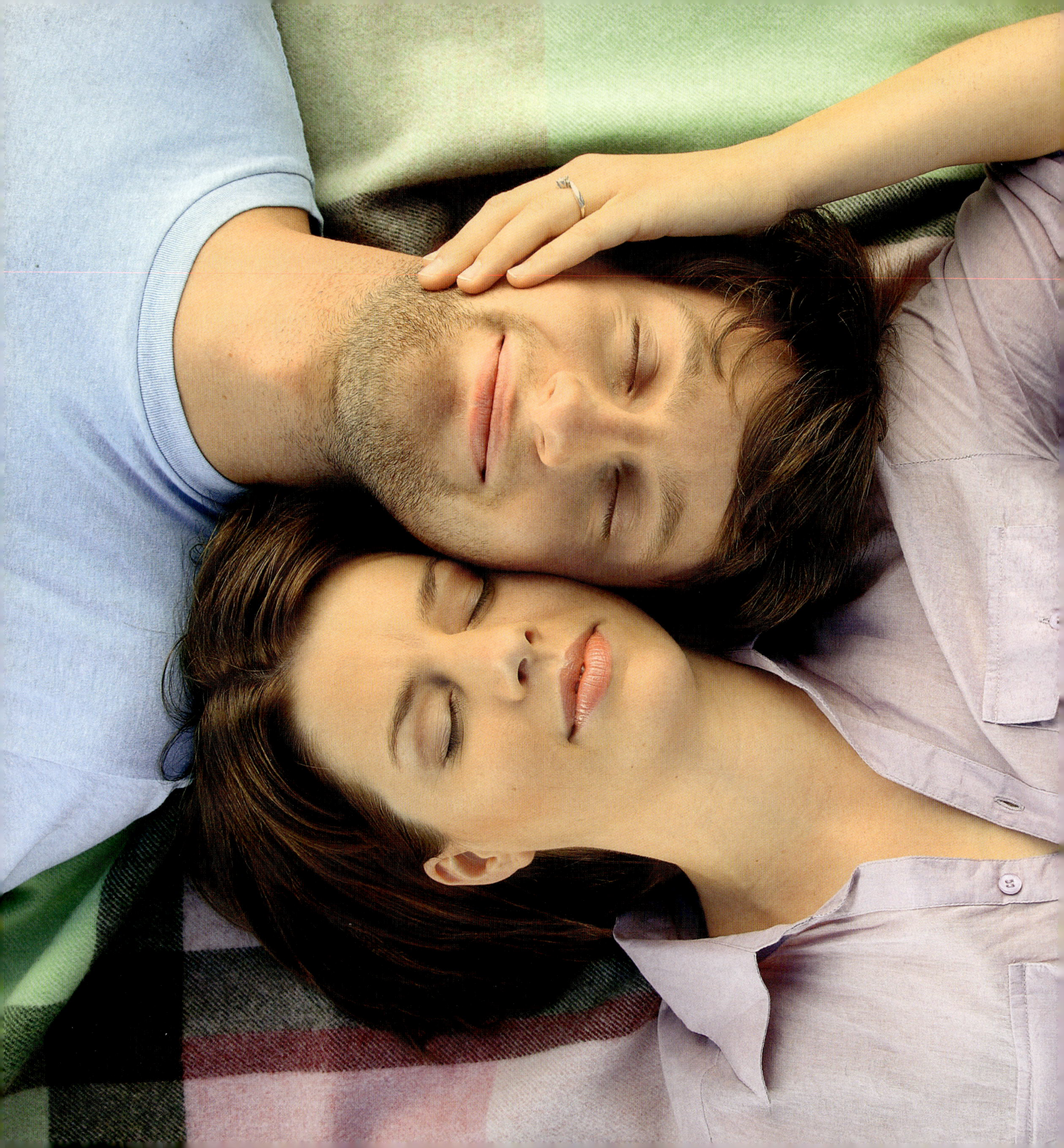

Zyklusformen & besondere Lebensphasen

NFP bzw. Sensiplan kann über die gesamten fruchtbaren Jahre bis in die Wechseljahre hinein angewandt werden. Dieses Kapitel enthält Zyklusbeispiele für die verschiedenen Lebensphasen.

Zyklusformen

Noch heute glauben viele Menschen, dass ein normaler Zyklus 28 Tage lang ist. Doch bei den meisten Frauen schwanken die Zykluslängen um einige Tage. Zyklen zwischen 25 bis 35 Tagen Länge gelten als regelmäßig, wobei jede Frau in der Regel ihr eigenes typisches Muster zeigt.

Für die Länge und Schwankungsbreite des Zyklus ist in erster Linie die erste Zyklusphase, die Phase der Eibläschenreifung, verantwortlich. In langen Zyklen dauert sie entsprechend länger, und der Eisprung findet später statt als in kurzen Zyklen.

Zyklen mit verkürzter Gelbkörperphase

Normalerweise ist die zweite Zyklusphase (Gelbkörperphase) stabil und hat eine Temperaturhochlage von 10 bis 16 Tagen. Wenn diese Zeit kürzer als zehn Tage ist, spricht man von einer verkürzten Gelbkörperphase. In derartigen Zyklen ist die Wahrscheinlichkeit schwanger zu werden herabgesetzt, weil die Gelbkörperphase nicht lang genug dauert, damit sich die befruchtete Eizelle in die Gebärmutterschleimhaut einnisten kann.

Monophasische Zyklen

Zyklen, in denen kein Eisprung stattfindet und demzufolge auch keine Temperaturhochlage auftritt, nennt man monophasische Zyklen. Da man bei Blutungen ohne vorausgegangene Temperaturhochlage nie mit Sicherheit ausschließen kann, dass es sich dabei nicht doch um eine Eisprungblutung nach verlängerter Eireifungsphase handelt, dürfen am Anfang des nächsten Zyklus keine unfruchtbaren Tage angenommen werden. Die fruchtbare Zeit dauert so lange an, bis ein Temperaturanstieg in doppelter Kontrolle mit dem Zervixschleimsymptom bestimmt werden kann.

Die Zyklusformen stehen in engem Zusammenhang mit dem natürlichen Lebens- und Reifungsprozess der Frau. Sehr unregelmäßige Zykluslängen, Zyklen mit verkürzter Gelbkörperphase und monophasische Zyklen treten gehäuft in Phasen hormoneller Umstellung auf, also bei jungen Mädchen in den ersten Jahren nach Einsetzen der Regelblutung (Menarche), nach einer Schwangerschaft, in der Stillzeit, mit Beginn der Wechseljahre und z. B. nach Absetzen hormoneller Verhütungsmethoden. Die verschiedenen Zyklusformen können auch ansonsten bei normal fruchtbaren Frauen gelegentlich vorkommen. Treten bei Frauen mit Kinderwunsch solche Zyklusformen gehäuft auf, dauert es in der Regel länger, bis eine Schwangerschaft eintritt.

Besondere Lebensphasen

Kinderwunsch

Die größte Wahrscheinlichkeit, schwanger zu werden, ist gegeben

- an den Tagen mit Zervixschleim der besten Qualität und an den Tagen unmittelbar danach bis einschließlich zum Tag der ersten höheren Messung,
- an den Tagen mit weitem, weichem und hoch stehendem Gebärmutterhals,
- an den Tagen mit Mittelschmerz oder Zwischenblutung.

Feststellen einer Schwangerschaft

Eine Schwangerschaft liegt sehr wahrscheinlich vor, wenn die Temperaturhochlage mehr als 18 Tage beträgt und keine Blutung eingetreten ist.

Berechnung des voraussichtlichen Geburtstermins:

Datum der 1. höheren Messung minus 7 Tage minus 3 Monate plus 1 Jahr ergibt den errechneten Geburtstermin.

Beispiel:
Erste höhere Messung 13.7.2009
– 7 Tage = 6.7.2009
– 3 Monate = 6.4.2009
+ 1 Jahr = 6.4.2010 Geburtstermin

13. 7. 2009
– 7 Tage
= **6. 7. 2009**

6. 7. 2009
– 3 Monate
= **6. 4. 2009**

6. 4. 2009
+ 1 Jahr
= **6. 4. 2010**

Nach der Entbindung und in der Stillzeit[1]

Nach der Entbindung und in der Stillzeit liefert die Körperbeobachtung viele Informationen über die Rückkehr der Fruchtbarkeit und die Notwendigkeit von Empfängnisregelung.

- Bis zum Auftreten der ersten Hochlage gelten in der Stillzeit Sonderregeln, die im Praxisbuch „Natürlich & sicher“ im Kapitel „Stillen“ ausführlich dargestellt sind.
- Für die **Auswertung der ersten Temperaturhochlage** nach der Entbindung wird eine **zusätzliche höhere Messung** benötigt, die auch über der Hilfslinie liegen muss, um in doppelter Kontrolle das Ende der fruchtbaren Zeit bestimmen zu können.

Wechseljahre[2]

Die NFP ist ein guter Begleiter durch die Wechseljahre, eröffnet sie doch der Frau die Chance, mehr über das Nachlassen der Fruchtbarkeit zu erfahren und das Wissen für die Empfängnisregelung zu nutzen.

Für diese Phase gibt es einige Sonderregeln, die im Praxisbuch „Natürlich & sicher“ im Kapitel „Wechseljahre“ ausführlich besprochen sind.

Nach Absetzen hormoneller Verhütungsmethoden[3]

Nach Absetzen hormoneller Verhütungsmethoden können die Frauen mit Hilfe von Zervixschleim und Temperatur erkennen, wann wieder ein Eisprung auftritt und beobachten, wie der Zyklus sich normalisiert.

- Im ersten Zyklus nach Absetzen hormoneller Verhütungsmittel gelten die ersten 5 Zyklustage, gezählt ab dem 1. Tag der Blutung, generell als unfruchtbar.
- Wenn innerhalb einer Woche keine Blutung auftritt, wird ab dem 8. Tag nach Absetzen der hormonellen Verhütung Fruchtbarkeit angenommen. Danach muss bis zur Auswertung der ersten Temperaturhochlage in doppelter Kontrolle Fruchtbarkeit angenommen werden. Für die Auswertung der ersten Temperaturhochlage wird eine zusätzliche hohe Messung nach Abschluss der üblichen Temperaturauswertung benötigt, die zwar über den sechs niedrigen Werten liegen, aber keine $^2/_{10}$ °C höher sein muss. Die unfruchtbare Zeit beginnt am Abend dieses Tages in doppelter Kontrolle mit dem Zervixschleimsymptom (vgl. Praxisbuch „Natürlich & sicher“).

1 Ein Kompendium mit Zyklusbeispielen für die Stillzeit kann bei der Arbeitsgruppe NFP angefordert werden.
2 Auch für die Wechseljahre ist ein Kompendium mit Zyklusbeispielen erhältlich.
3 Ebenso Zyklusverläufe nach Absetzen hormoneller Verhütungsmethoden.

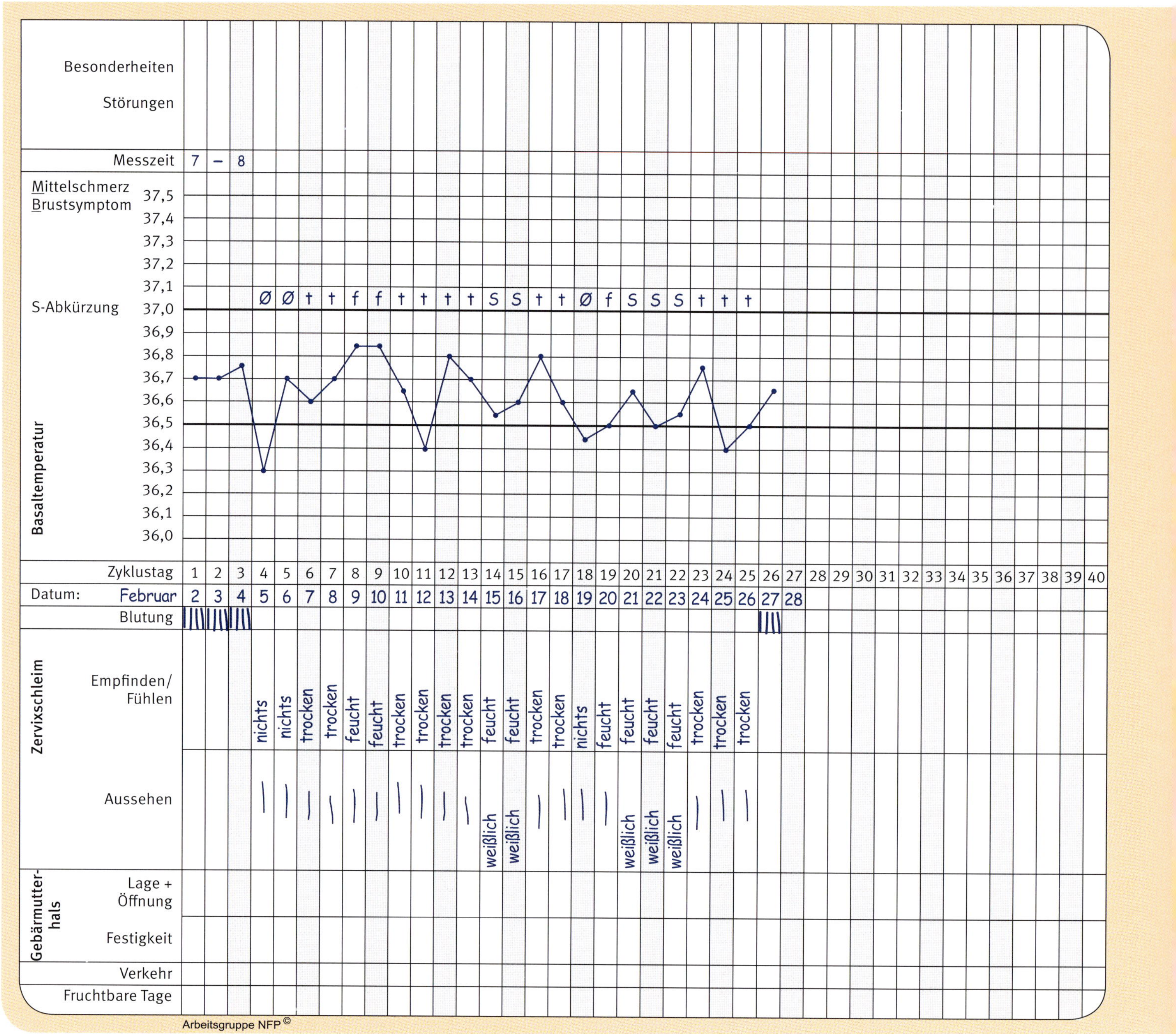
Besonderheiten
Störungen
Messzeit 7 – 8
Mittelschmerz
Brustsymptom
S-Abkürzung
Ø Ø t t f f t t t t S S t t Ø f S S S t t t
Basaltemperatur
37,5
37,4
37,3
37,2
37,1
37,0
36,9
36,8
36,7
36,6
36,5
36,4
36,3
36,2
36,1
36,0
Zyklustag
1 2 3 4 5 6 7 8 9 10 11 12 13 14 15 16 17 18 19 20 21 22 23 24 25 26 27 28 29 30 31 32 33 34 35 36 37 38 39 40
Datum: Februar
2 3 4 5 6 7 8 9 10 11 12 13 14 15 16 17 18 19 20 21 22 23 24 25 26 27 28
Blutung
Zervixschleim
Empfinden/Fühlen
nichts nichts trocken trocken feucht feucht trocken trocken trocken trocken feucht feucht trocken trocken nichts feucht feucht feucht feucht trocken trocken trocken
Aussehen
weißlich weißlich weißlich weißlich weißlich
Gebärmutterhals
Lage + Öffnung
Festigkeit
Verkehr
Fruchtbare Tage
Arbeitsgruppe NFP ©

sensiPLAN®

Zyklus-Nr: 5

Messweise After X
Scheide
Mund

Früheste 1. höhere Messung aus den vorangegangenen Zyklen 2 2

minus 8

1. höhere Messung in diesem Zyklus

Wollen Sie in diesem Zyklus schwanger werden?
ja
nein
unentschieden

Malteser
...weil Nähe zählt.

Monophasischer Zyklus

» **Tanja Sch., 15-jährige Gymnasiastin, lernt die Selbstbeobachtung, um besser über ihren Körper Bescheid zu wissen.**

(Temperaturhochlage im vorangegangenen Zyklus)

1. Bestimmen Sie Anfang und Ende der fruchtbaren Zeit und markieren Sie diese Phase mit „F“.
2. Störungen und Besonderheiten?
3. Was fällt auf?

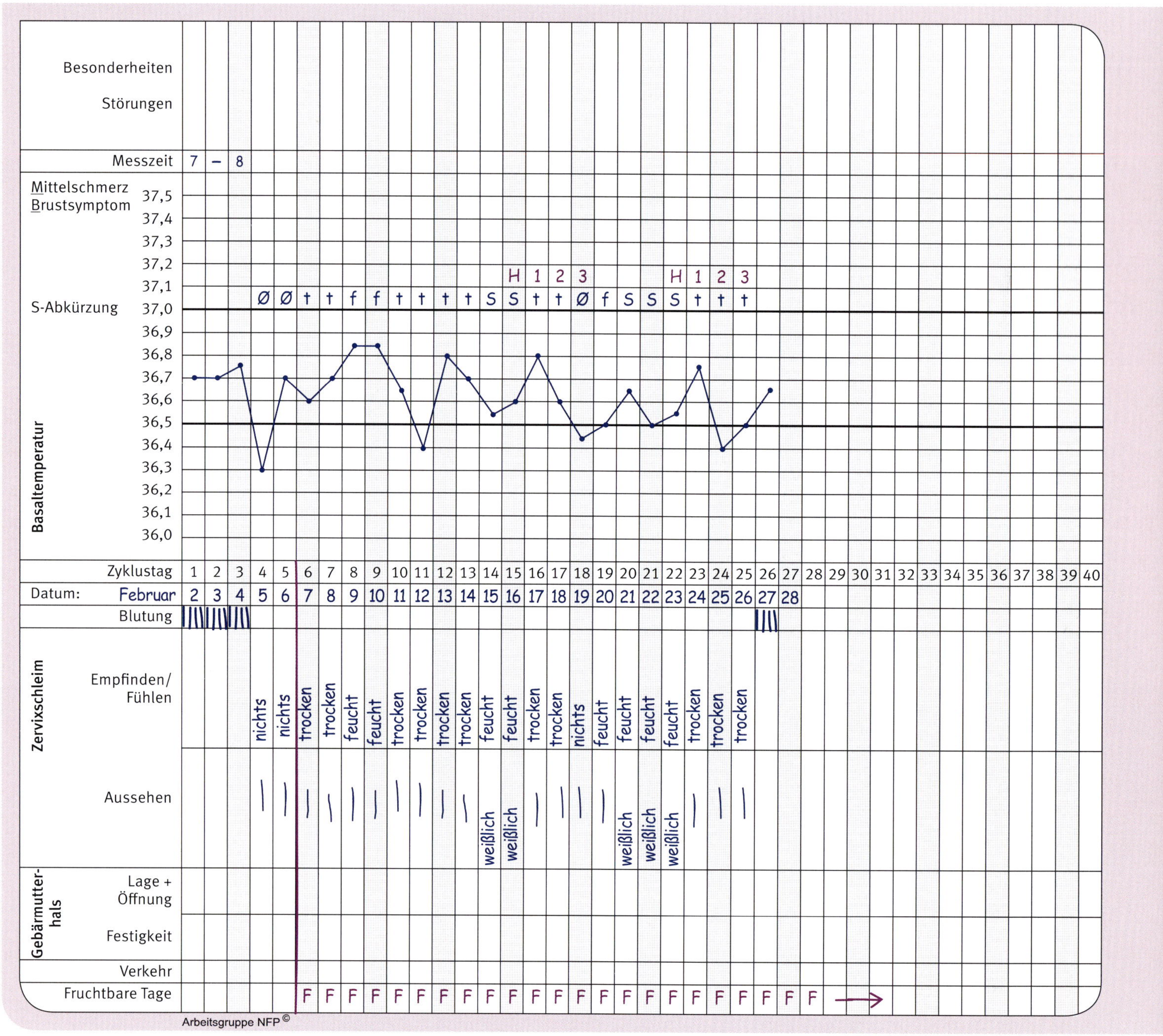
Besonderheiten
Störungen
Messzeit 7 – 8
Mittelschmerz
Brustsymptom
37,5
37,4
37,3
37,2
37,1
S-Abkürzung 37,0
36,9
36,8
36,7
36,6
36,5
36,4
36,3
36,2
36,1
36,0
Basaltemperatur
H 1 2 3
H 1 2 3
Ø Ø t t f f t t t t S S t t Ø f S S S t t t
Zyklustag 1 2 3 4 5 6 7 8 9 10 11 12 13 14 15 16 17 18 19 20 21 22 23 24 25 26 27 28 29 30 31 32 33 34 35 36 37 38 39 40
Datum: Februar 2 3 4 5 6 7 8 9 10 11 12 13 14 15 16 17 18 19 20 21 22 23 24 25 26 27 28
Blutung
Zervixschleim
Empfinden/ Fühlen
nichts nichts trocken trocken feucht feucht trocken trocken trocken trocken feucht feucht trocken trocken nichts feucht feucht feucht feucht trocken trocken trocken
Aussehen
weißlich weißlich weißlich weißlich weißlich
Gebärmutter-hals
Lage + Öffnung
Festigkeit
Verkehr
Fruchtbare Tage F F F F F F F F F F F F F F F F F F F F F F F
Arbeitsgruppe NFP ©

sensiPLAN®

Zyklus-Nr: 5

Messweise After X
Scheide
Mund

Früheste 1. höhere Messung aus den vorangegangenen Zyklen 22

minus 8

1. höhere Messung in diesem Zyklus

Wollen Sie in diesem Zyklus schwanger werden?
ja
nein
unentschieden

Malteser ...weil Nähe zählt.

Monophasischer Zyklus

1. Die unfruchtbare Zeit am Zyklusanfang wird nach der **5-Tage-Regel** in doppelter Kontrolle mit dem Zervixschleimsymptom bestimmt. Der **letzte unfruchtbare Tag** ist der **5. Zyklustag**. Eine unfruchtbare Zeit nach dem Eisprung kann nicht bestimmt werden, deshalb muss bis zum Ende des Zyklus Fruchtbarkeit angenommen werden. Im **folgenden Zyklus** können zu Beginn keine unfruchtbaren Tage angenommen werden. Es gilt **„F von Anfang an"**.

2. Es gibt keine Störungen in diesem Zyklus. Allerdings gibt es zwei Zervixschleimhöhepunkte.

3. Hier handelt es sich um einen typischen sogenannten **monophasischen Zyklus**. Monophasische Zyklen treten u. a. gehäuft in der Pubertät und in den Wechseljahren auf.

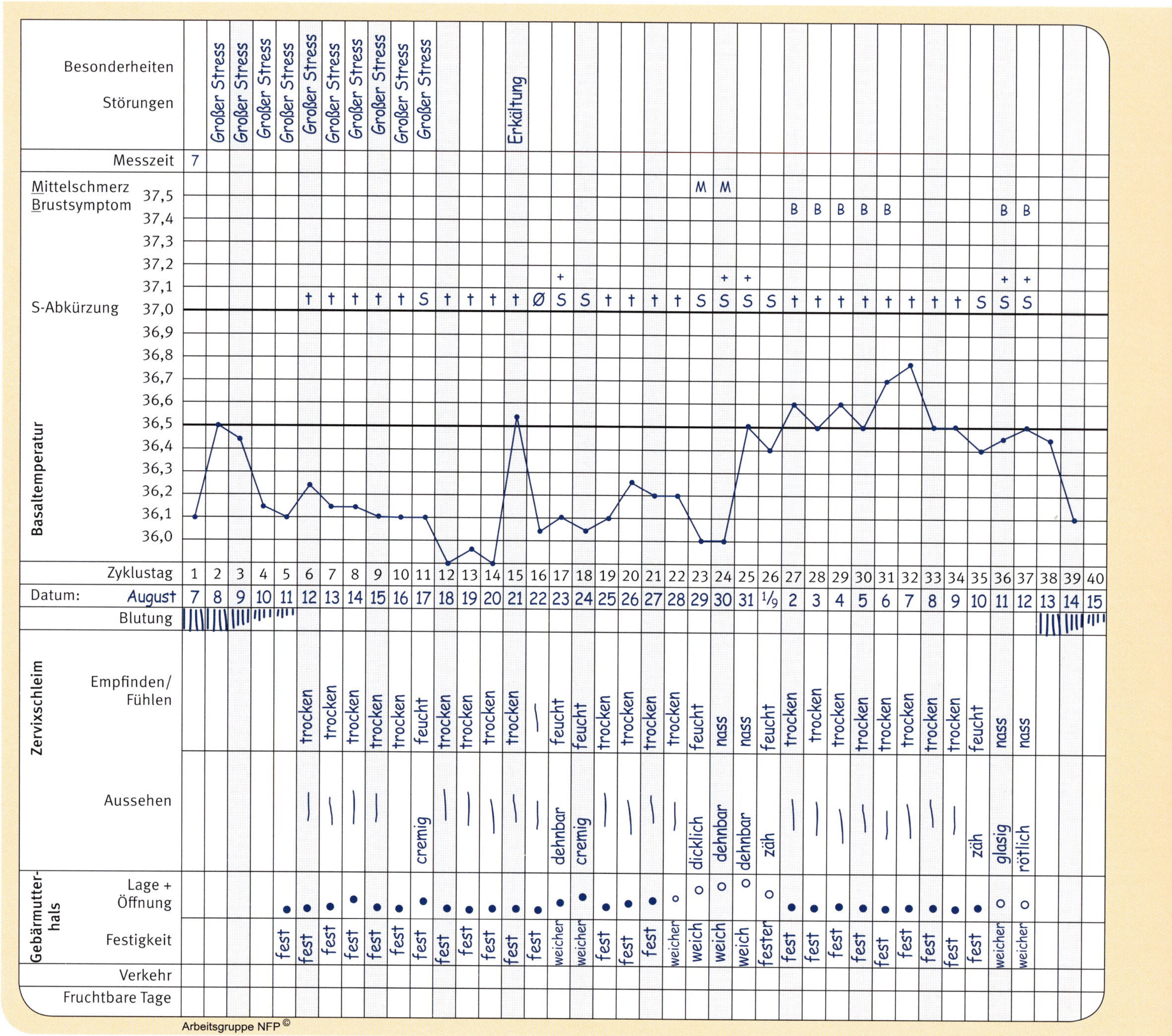

Besonderheiten
Störungen
Großer Stress
Erkältung
Messzeit
7
Mittelschmerz
Brustsymptom
M M
B B B B B B B
S-Abkürzung
+ + + + +
† † † † † S † † † † Ø S S † † † † S S S S † † † † † † † † S S S
Basaltemperatur
37,5
37,4
37,3
37,2
37,1
37,0
36,9
36,8
36,7
36,6
36,5
36,4
36,3
36,2
36,1
36,0
Zyklustag
1 2 3 4 5 6 7 8 9 10 11 12 13 14 15 16 17 18 19 20 21 22 23 24 25 26 27 28 29 30 31 32 33 34 35 36 37 38 39 40
Datum: August
7 8 9 10 11 12 13 14 15 16 17 18 19 20 21 22 23 24 25 26 27 28 29 30 31 1/9 2 3 4 5 6 7 8 9 10 11 12 13 14 15
Blutung
Zervixschleim
Empfinden/Fühlen
trocken trocken trocken trocken trocken feucht trocken trocken trocken trocken feucht feucht trocken trocken trocken trocken feucht nass nass feucht trocken trocken trocken trocken trocken trocken trocken trocken feucht nass nass
Aussehen
cremig dehnbar cremig dicklich dehnbar dehnbar zäh zäh glasig rötlich
Gebärmutterhals
Lage + Öffnung
Festigkeit
fest fest fest fest fest fest fest fest fest fest fest fest weicher weicher fest fest fest weicher weich weich weich fester fest fest fest fest fest fest fest fest fest weicher weicher
Verkehr
Fruchtbare Tage
Arbeitsgruppe NFP ©

sensiPLAN®

Zyklus-Nr: | 1 | 6

Messweise
After [ ]
Scheide [ ]
Mund [X]

Früheste 1. höhere Messung aus den vorangegangenen Zyklen | 1 | 5

minus 8 [ ]

1. höhere Messung in diesem Zyklus [ ]

Wollen Sie in diesem Zyklus schwanger werden?
ja [ ]
nein [X]
unentschieden [ ]

Malteser
...weil Nähe zählt.

Verlängerte erste Zyklusphase

» **Stephanie W., 30 Jahre, ein Kind, derzeit Elternzeit**

(Temperaturhochlage im vorangegangenen Zyklus)

1. Bestimmen Sie Anfang und Ende der fruchtbaren Zeit und markieren Sie diese Phase mit „F".
2. Störungen und Besonderheiten?
3. Was fällt auf?

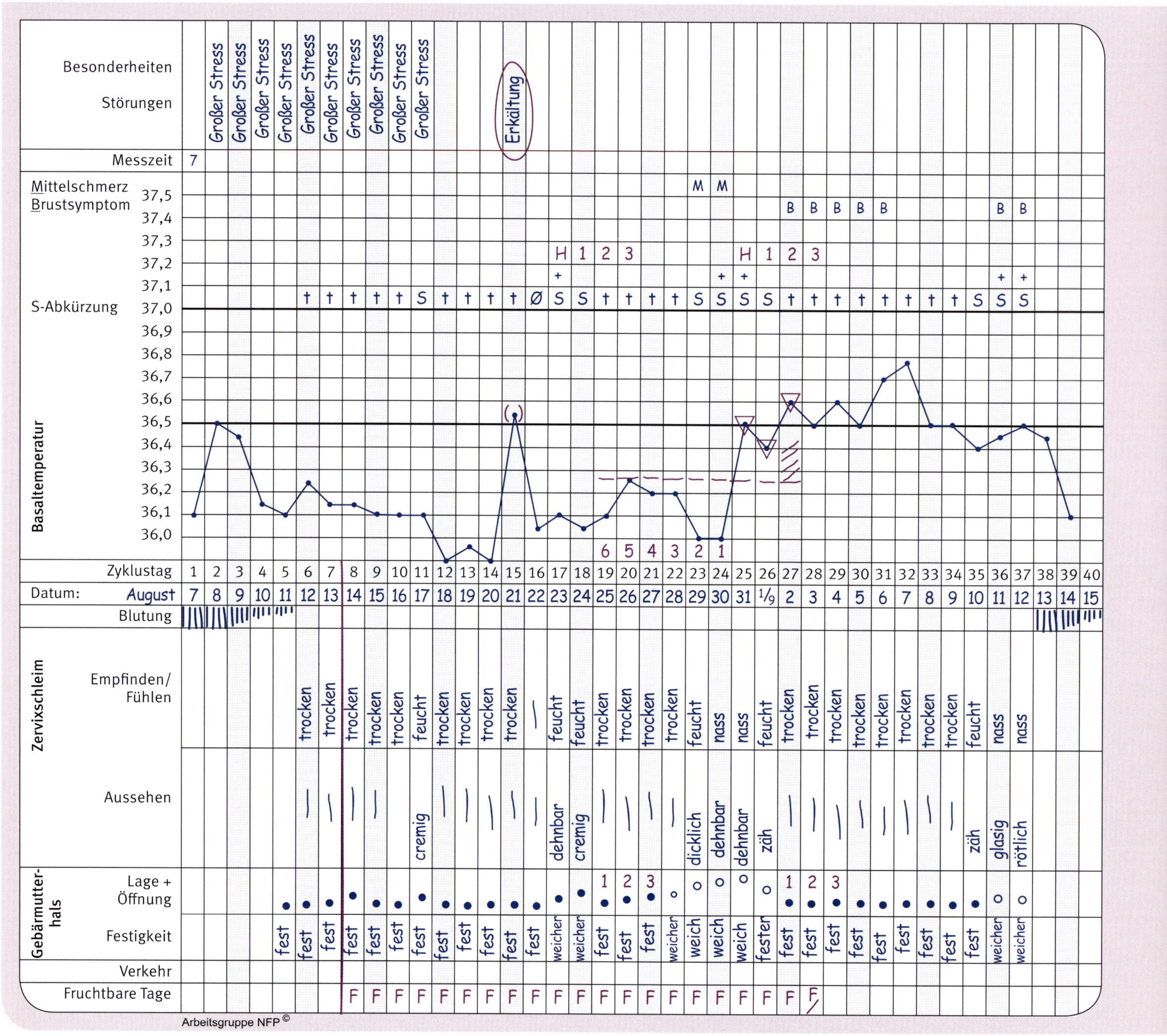
Besonderheiten
Störungen
Großer Stress
Erkältung
Messzeit
7
Mittelschmerz
Brustsymptom
M M
B B B B B B B
H 1 2 3
S-Abkürzung
t Ø S
Basaltemperatur
37,5
37,4
37,3
37,2
37,1
37,0
36,9
36,8
36,7
36,6
36,5
36,4
36,3
36,2
36,1
36,0
6 5 4 3 2 1
Zyklustag
Datum: August
1/9
Blutung
Zervixschleim
Empfinden/ Fühlen
trocken
feucht
nass
Aussehen
cremig
dehnbar
dicklich
zäh
glasig
rötlich
Gebärmutterhals
Lage + Öffnung
Festigkeit
fest
weicher
weich
fester
Verkehr
Fruchtbare Tage
F
Arbeitsgruppe NFP ©

sensiplan®

Zyklus-Nr: 16

Messweise
After [ ]
Scheide [ ]
Mund [X]

Früheste 1. höhere Messung aus den vorangegangenen Zyklen: 15

minus 8: 7

1. höhere Messung in diesem Zyklus: 25

Wollen Sie in diesem Zyklus schwanger werden?
ja [ ]
nein [X]
unentschieden [ ]

Malteser ...weil Nähe zählt.

Verlängerte erste Zyklusphase

1. Die unfruchtbare Zeit am Zyklusanfang wird nach der **Minus-8-Regel** in doppelter Kontrolle bestimmt. Der **letzte unfruchtbare Tag** ist der **7. Zyklustag**. Die **unfruchtbare Zeit nach dem Eisprung** beginnt am **Abend des 28. Zyklustages**.

2. Eine **Erkältung am 15. Zyklustag** stört die Basaltemperatur. Dieser Wert wird ausgeklammert und bei der Auswertung nicht berücksichtigt.

3. Dieser Zyklus von Stephanie W. ist 37 Tage lang, hervorgerufen durch eine verzögerte Eireifungsphase von 24 Tagen. Die zweite Zyklusphase ist mit 13 Tagen völlig normal lang. Eine mögliche Ursache für die lange erste Phase ist der „große Stress" am Zyklusanfang. Da Anfang und Ende der fruchtbaren Zeit sicher mithilfe von Zervixschleim und Basaltemperatur bestimmt werden können, darf die Auswertung des Gebärmutterhalses außer Acht gelassen werden. Eine „Dreifachkontrolle" ist nicht nötig.

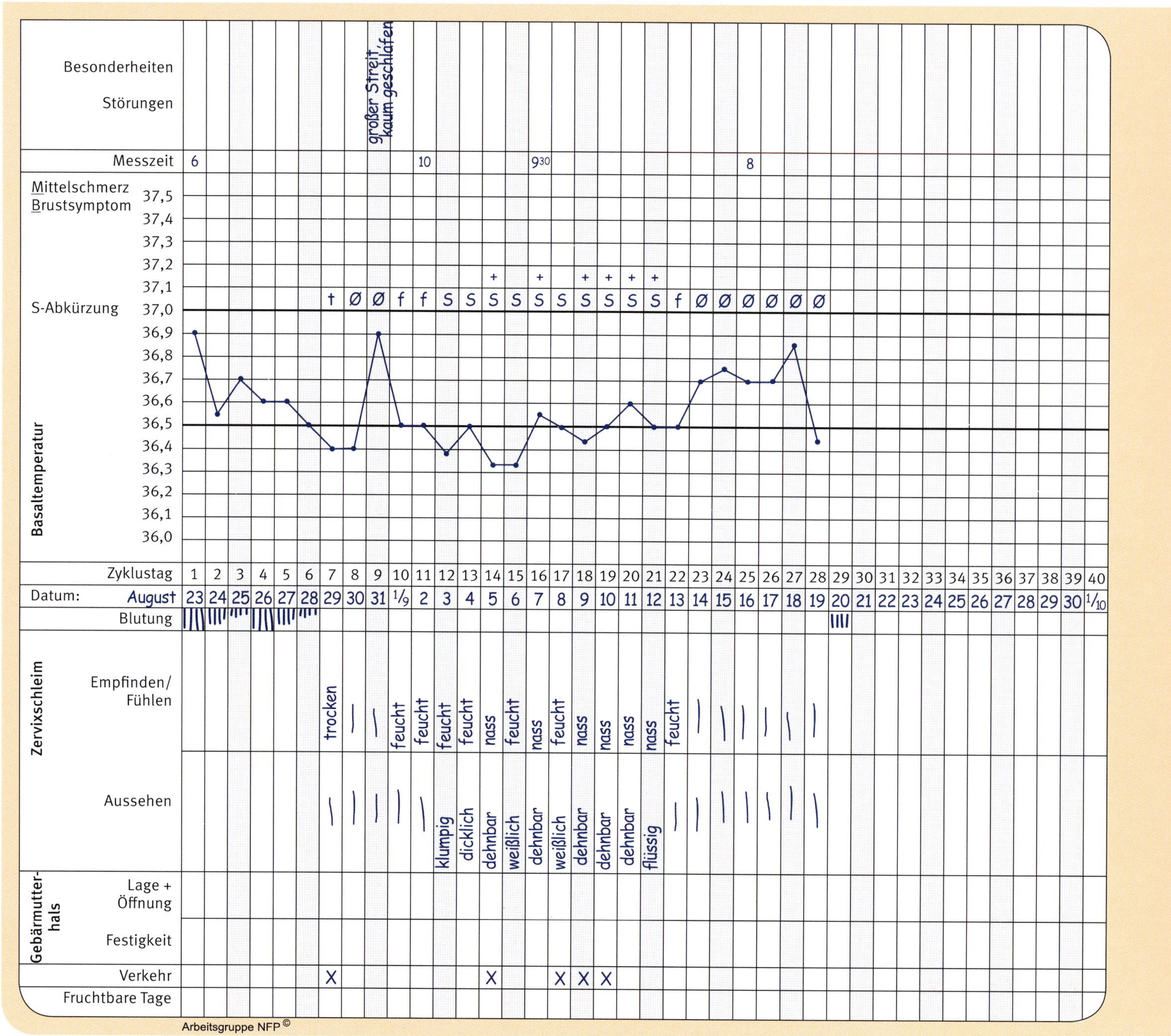
Besonderheiten
Störungen
großer Streit, kaum geschlafen
Messzeit
6
10
9³⁰
8
Mittelschmerz
Brustsymptom
S-Abkürzung
t Ø Ø f f S S S S S S S S S S f Ø Ø Ø Ø Ø Ø
Basaltemperatur
37,5
37,4
37,3
37,2
37,1
37,0
36,9
36,8
36,7
36,6
36,5
36,4
36,3
36,2
36,1
36,0
Zyklustag
1 2 3 4 5 6 7 8 9 10 11 12 13 14 15 16 17 18 19 20 21 22 23 24 25 26 27 28 29 30 31 32 33 34 35 36 37 38 39 40
Datum: August
23 24 25 26 27 28 29 30 31 1/9 2 3 4 5 6 7 8 9 10 11 12 13 14 15 16 17 18 19 20 21 22 23 24 25 26 27 28 29 30 1/10
Blutung
Zervixschleim
Empfinden/Fühlen
trocken
feucht
feucht
feucht
feucht
nass
feucht
nass
feucht
nass
nass
nass
nass
feucht
Aussehen
klumpig
dicklich
dehnbar
weißlich
dehnbar
weißlich
dehnbar
dehnbar
dehnbar
flüssig
Gebärmutterhals
Lage + Öffnung
Festigkeit
Verkehr
X
X
X X X
Fruchtbare Tage
Arbeitsgruppe NFP ©

sensiPLAN®

Zyklus-Nr: 1 4

Messweise
After
Scheide
Mund X

Früheste 1. höhere Messung aus den vorangegangenen Zyklen 1 7

minus 8

1. höhere Messung in diesem Zyklus

Wollen Sie in diesem Zyklus schwanger werden?
ja X
nein
unentschieden

Malteser
...weil Nähe zählt.

Verkürzte zweite Zyklusphase

» **Lydia G., 31-jährige Krankenschwester, bisher keine Kinder, hat seit einem halben Jahr Kinderwunsch.**

(Temperaturhochlage im vorangegangenen Zyklus)

1. Bestimmen Sie Anfang und Ende der fruchtbaren Zeit und markieren Sie diese Phase mit „F“.

2. Störungen und Besonderheiten?

3. Was fällt auf?

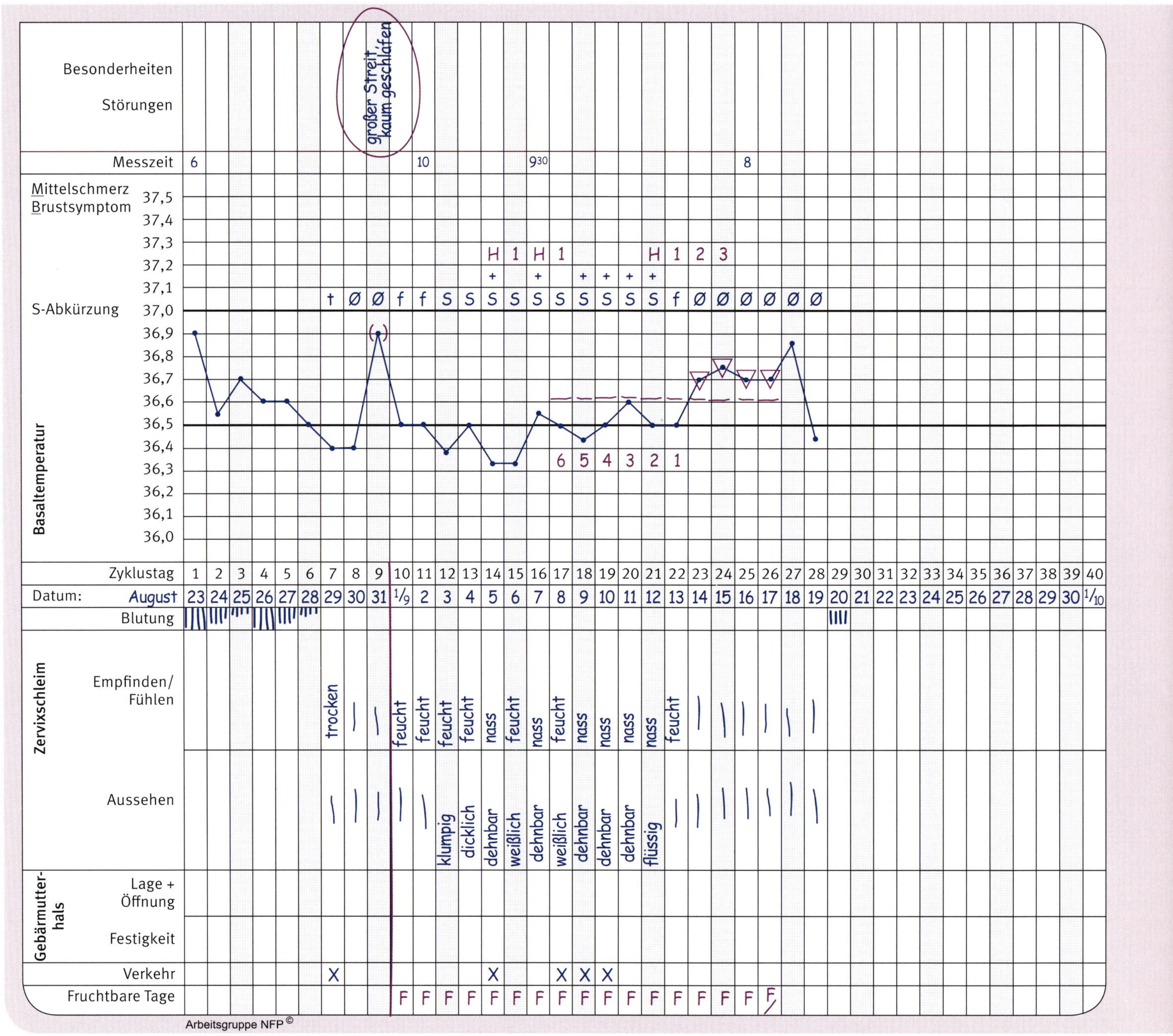
Besonderheiten
Störungen
großer Streit, kaum geschlafen
Messzeit
6
10
9 30
8
Mittelschmerz
Brustsymptom
S-Abkürzung
Basaltemperatur
37,5
37,4
37,3
37,2
37,1
37,0
36,9
36,8
36,7
36,6
36,5
36,4
36,3
36,2
36,1
36,0
H 1 H 1
H 1 2 3
t Ø Ø f f S S S S S S S S S S f Ø Ø Ø Ø Ø Ø
6 5 4 3 2 1
Zyklustag
1 2 3 4 5 6 7 8 9 10 11 12 13 14 15 16 17 18 19 20 21 22 23 24 25 26 27 28 29 30 31 32 33 34 35 36 37 38 39 40
Datum:
August
23 24 25 26 27 28 29 30 31 1/9 2 3 4 5 6 7 8 9 10 11 12 13 14 15 16 17 18 19 20 21 22 23 24 25 26 27 28 29 30 1/10
Blutung
Zervixschleim
Empfinden/Fühlen
trocken
feucht
feucht
feucht
feucht
nass
feucht
nass
feucht
nass
nass
nass
nass
feucht
Aussehen
klumpig
dicklich
dehnbar
weißlich
dehnbar
weißlich
dehnbar
dehnbar
dehnbar
flüssig
Gebärmutterhals
Lage + Öffnung
Festigkeit
Verkehr
X
X
X X X
Fruchtbare Tage
F F F F F F F F F F F F F F F F F
Arbeitsgruppe NFP ©

SENSIPLAN®

Zyklus-Nr: 14

Messweise
After
Scheide
Mund X

Früheste 1. höhere Messung aus den vorangegangenen Zyklen 17

minus 8 9

1. höhere Messung in diesem Zyklus 23

Wollen Sie in diesem Zyklus schwanger werden?
ja X
nein
unentschieden

Malteser
...weil Nähe zählt.

Verkürzte zweite Zyklusphase

1. Die unfruchtbare Zeit am Zyklusanfang wird nach der **Minus-8-Regel** in doppelter Kontrolle mit dem Zervixschleimsymptom bestimmt. Der **letzte unfruchtbare Tag** ist der **9. Zyklustag**. Die **unfruchtbare Zeit nach dem Eisprung** beginnt am **Abend des 26. Zyklustages**.

2. Die späten Messzeiten am 11., 16. und 25. Zyklustag wirken sich bei Lydia G. nicht auf die Basaltemperatur aus und stören nicht. Der „große Streit und der fehlende Schlaf" am **9. Zyklustag** führen aber zu einer Erhöhung der Temperatur. Deshalb wird dieser Wert auch **ausgeklammert** und bleibt bei der Auswertung unberücksichtigt.

3. In diesem Zyklus dauert die Temperaturhochlage nur sechs Tage, deshalb spricht man auch von einer **verkürzten Hochlage** (normale Länge zwischen 10 und 16 Tagen). Das kann eine Ursache sein, warum Lydia B. in diesem Zyklus nicht schwanger geworden ist.

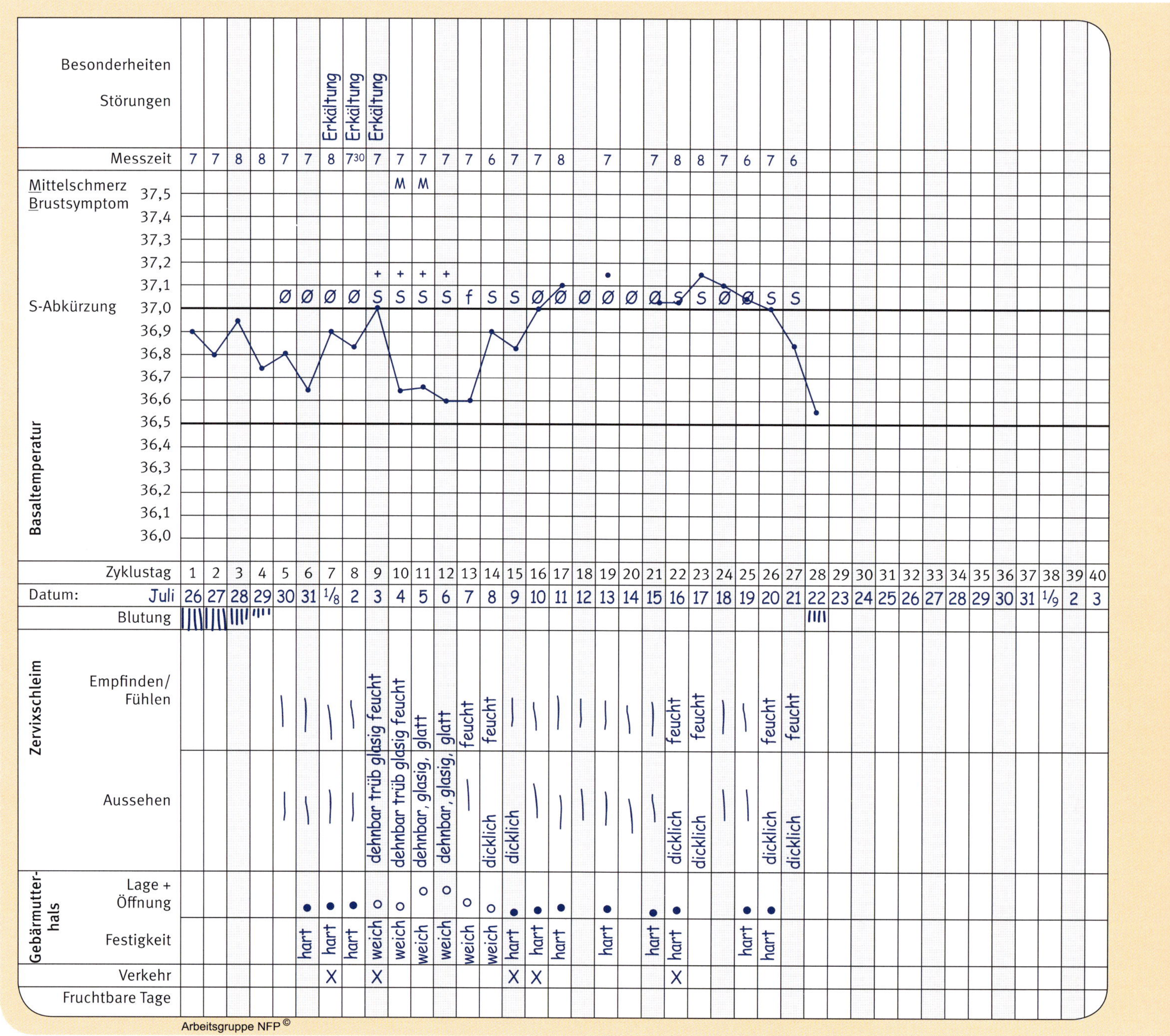

Arbeitsgruppe NFP ©

sensiPLAN®

Zyklus-Nr: 17

Messweise After [X]
Scheide [ ]
Mund [ ]

Früheste 1. höhere Messung aus den vorangegangenen Zyklen 14

minus 8 [ ]

1. höhere Messung in diesem Zyklus [ ]

Wollen Sie in diesem Zyklus schwanger werden?

ja [X]
nein [ ]
unentschieden [ ]

Malteser
...weil Nähe zählt.

Kinderwunsch

» Marlene L., 31 Jahre, Lehrerin, hat seit vier Zyklen Kinderwunsch.

(Training 26a und 26b sind zwei aufeinanderfolgende Zyklen von Marlene L.; Temperaturhochlage im vorangegangenen Zyklus)

1. Bestimmen Sie Anfang und Ende der fruchtbaren Zeit und markieren Sie diese Phase mit „F".

2. Störungen und Besonderheiten?

3. Was fällt auf?

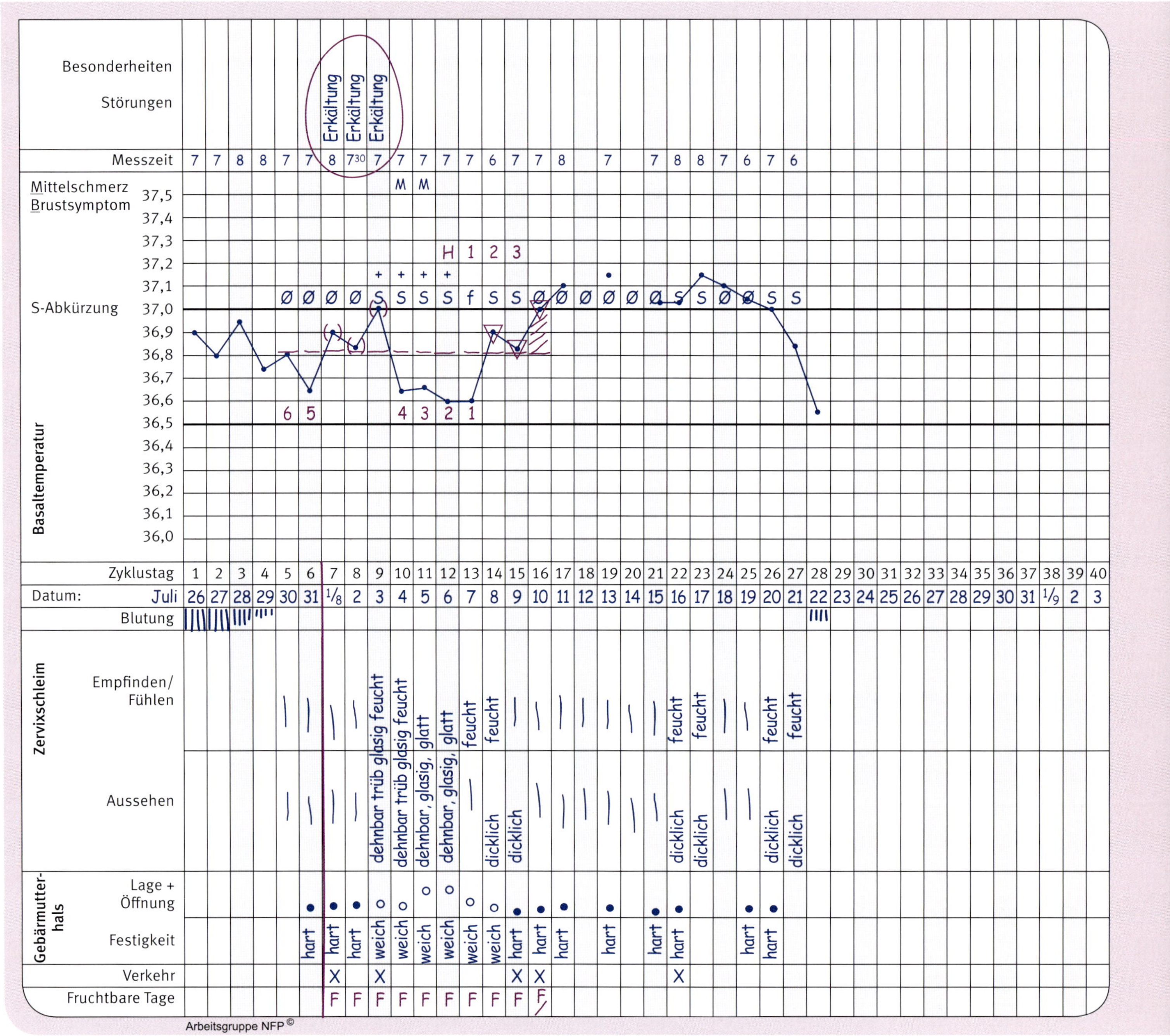
Besonderheiten
Störungen
Erkältung
Erkältung
Erkältung
Messzeit
Mittelschmerz
Brustsymptom
S-Abkürzung
Basaltemperatur
37,5
37,4
37,3
37,2
37,1
37,0
36,9
36,8
36,7
36,6
36,5
36,4
36,3
36,2
36,1
36,0
Zyklustag
Datum:
Juli
Blutung
Zervixschleim
Empfinden/Fühlen
Aussehen
Gebärmutterhals
Lage + Öffnung
Festigkeit
Verkehr
Fruchtbare Tage
Arbeitsgruppe NFP ©

sensiplan®

Zyklus-Nr: 17

Messweise After X

Scheide

Mund

Früheste 1. höhere Messung aus den vorangegangenen Zyklen 14

minus 8 6

1. höhere Messung in diesem Zyklus 14

Wollen Sie in diesem Zyklus schwanger werden?

ja X

nein

unentschieden

Malteser ...weil Nähe zählt.

Kinderwunsch

1. Die unfruchtbare Zeit am Zyklusanfang wird nach der **Minus-8-Regel** in doppelter Kontrolle mit dem Zervixschleimsymptom bestimmt. Der **letzte unfruchtbare Tag** ist der **6. Zyklustag**. Die **unfruchtbare Zeit nach dem Eisprung** beginnt am **Abend des 16. Zyklustages**.

2. Am **7., 8. und 9. Zyklustag** sind die Temperaturwerte durch eine Erkältung **gestört** und bleiben bei der Auswertung unberücksichtigt.

3. Marlene L. hat alle Zeichen beobachtet, die ihr helfen, die hochfruchtbare Phase im Zyklus zu erkennen (Mittelschmerz; dehnbarer, glasiger Zervixschleim; weicher, geöffneter, hochstehender Gebärmutterhals). Allerdings hat sie nur zu Beginn der hochfruchtbaren Phase einmal Verkehr gehabt.

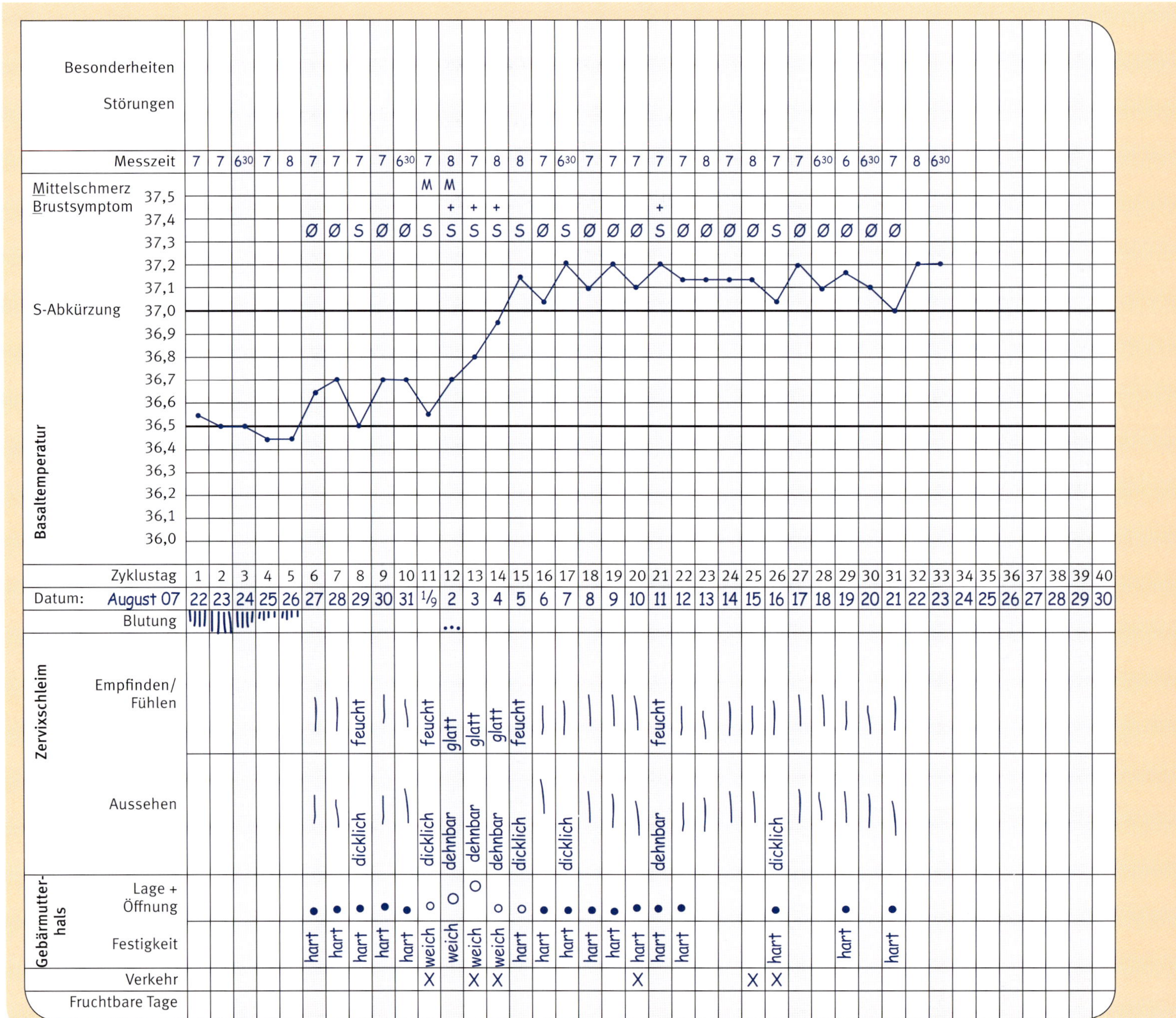

Arbeitsgruppe NFP ©

sensiPLAN®

Zyklus-Nr: 1 8

Messweise
After X
Scheide
Mund

Früheste 1. höhere Messung aus den vorangegangenen Zyklen

minus 8

1. höhere Messung in diesem Zyklus

Wollen Sie in diesem Zyklus schwanger werden?
ja X
nein
unentschieden

Malteser ...weil Nähe zählt.

Kinderwunsch

» **Dies ist der (18.) Folgezyklus von Marlene L.**

1. Bestimmen Sie Anfang und Ende der fruchtbaren Zeit und markieren Sie diese Phase mit „F“.
2. Störungen und Besonderheiten?
3. Was fällt auf?

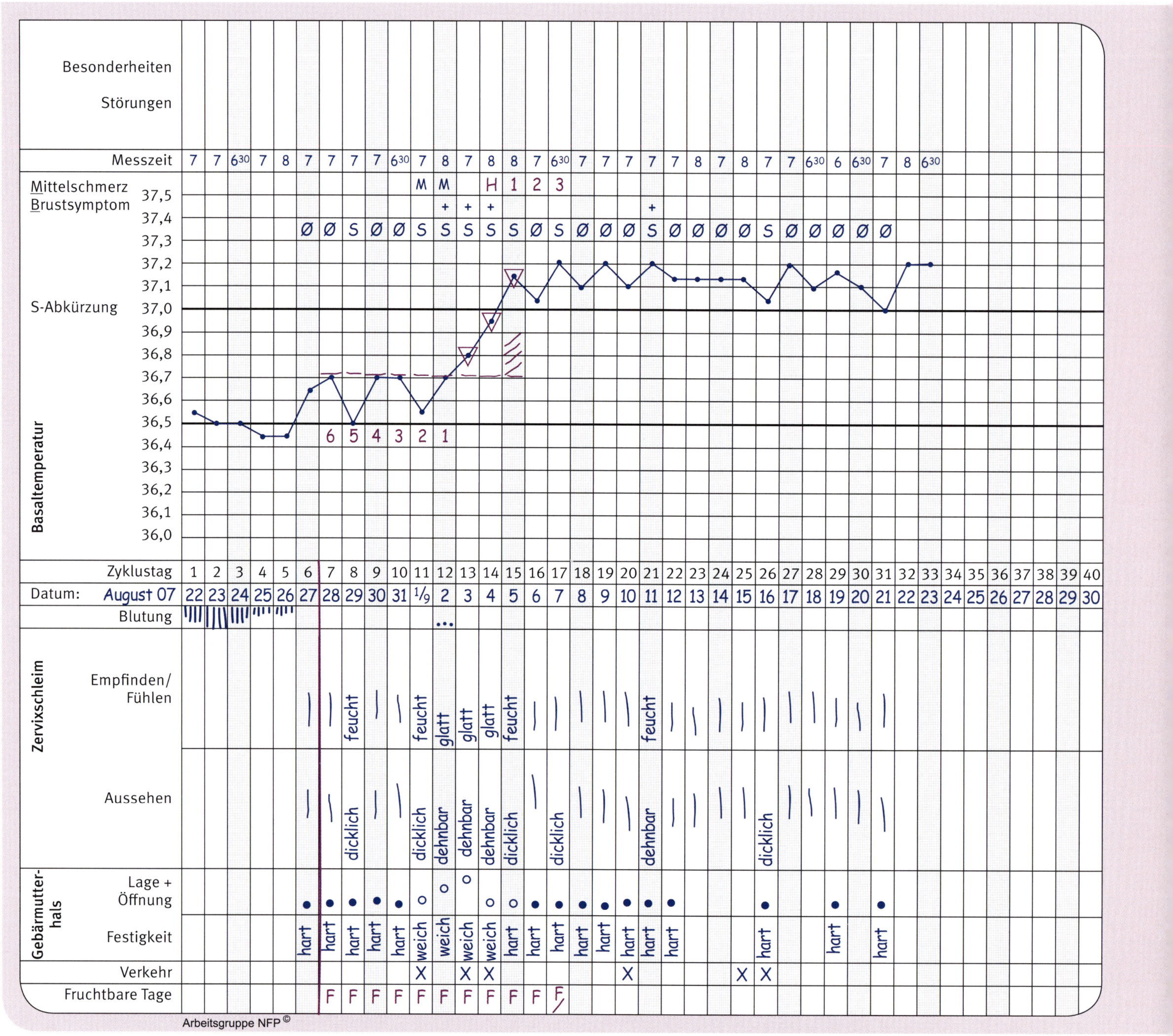
Besonderheiten
Störungen
Messzeit
7 7 6^30 7 8 7 7 7 7 6^30 7 8 7 8 8 7 6^30 7 7 7 7 7 8 7 8 7 7 6^30 6 6^30 7 8 6^30
Mittelschmerz
Brustsymptom
M M H 1 2 3
+ + + +
S-Abkürzung
Ø Ø S Ø Ø S S S S S Ø S Ø Ø Ø S Ø Ø Ø Ø S Ø Ø Ø Ø Ø
Basaltemperatur
37,5 37,4 37,3 37,2 37,1 37,0 36,9 36,8 36,7 36,6 36,5 36,4 36,3 36,2 36,1 36,0
6 5 4 3 2 1
Zyklustag
1 2 3 4 5 6 7 8 9 10 11 12 13 14 15 16 17 18 19 20 21 22 23 24 25 26 27 28 29 30 31 32 33 34 35 36 37 38 39 40
Datum: August 07
22 23 24 25 26 27 28 29 30 31 1/9 2 3 4 5 6 7 8 9 10 11 12 13 14 15 16 17 18 19 20 21 22 23 24 25 26 27 28 29 30
Blutung
Zervixschleim
Empfinden/ Fühlen
feucht feucht glatt glatt glatt feucht feucht
Aussehen
dicklich dicklich dehnbar dehnbar dehnbar dicklich dicklich dehnbar dicklich
Gebärmutter-hals
Lage + Öffnung
Festigkeit
hart hart hart hart hart weich weich weich weich hart hart hart hart hart hart hart hart hart hart hart
Verkehr
X X X X X X
Fruchtbare Tage
F F F F F F F F F F F
Arbeitsgruppe NFP ©

sensiPLAN®

Zyklus-Nr: 18

Messweise After X
Scheide
Mund

Früheste 1. höhere Messung aus den vorangegangenen Zyklen 14

minus 8 6

1. höhere Messung in diesem Zyklus 13

Wollen Sie in diesem Zyklus schwanger werden?

ja X
nein
unentschieden

Malteser ...weil Nähe zählt.

Kinderwunsch

1. Die unfruchtbare Zeit am Zyklusanfang wird nach der **Minus-8-Regel** in doppelter Kontrolle mit dem Zervixschleimsymptom bestimmt. Der **letzte unfruchtbare Tag** ist der **6. Zyklustag**. Die **unfruchtbare Zeit nach dem Eisprung** beginnt am **Abend des 17. Zyklustages**.

2. Störungen und Besonderheiten sind nicht beobachtet worden.

3. Auch in diesem Zyklus hat Marlene L. alle Zeichen beobachtet, die ihr helfen, die hochfruchtbare Phase im Zyklus zu erkennen. Zusätzlich zu Mittelschmerz, Zervixschleim und Gebärmutterhals hat sie in diesem Zyklus auch eine **Zwischenblutung** („Eisprungblutung") beobachtet. Marlene L. hat diesmal die hochfruchtbaren Tage entsprechend für Verkehr genutzt (11., 13. und 14. Zyklustag) und ist **schwanger** geworden, wie an der **Hochlage von mehr als 18 Tagen** und **Ausbleiben der Blutung** abzulesen ist.

Der voraussichtliche **Entbindungstermin** errechnet sich wie folgt:

3. 9. 2007	27. 8. 2007	27. 5. 2007
– 7 Tage	– 3 Monate	+ 1 Jahr
= **27. 8. 2007**	= **27. 5. 2007**	= **27. 5. 2008**

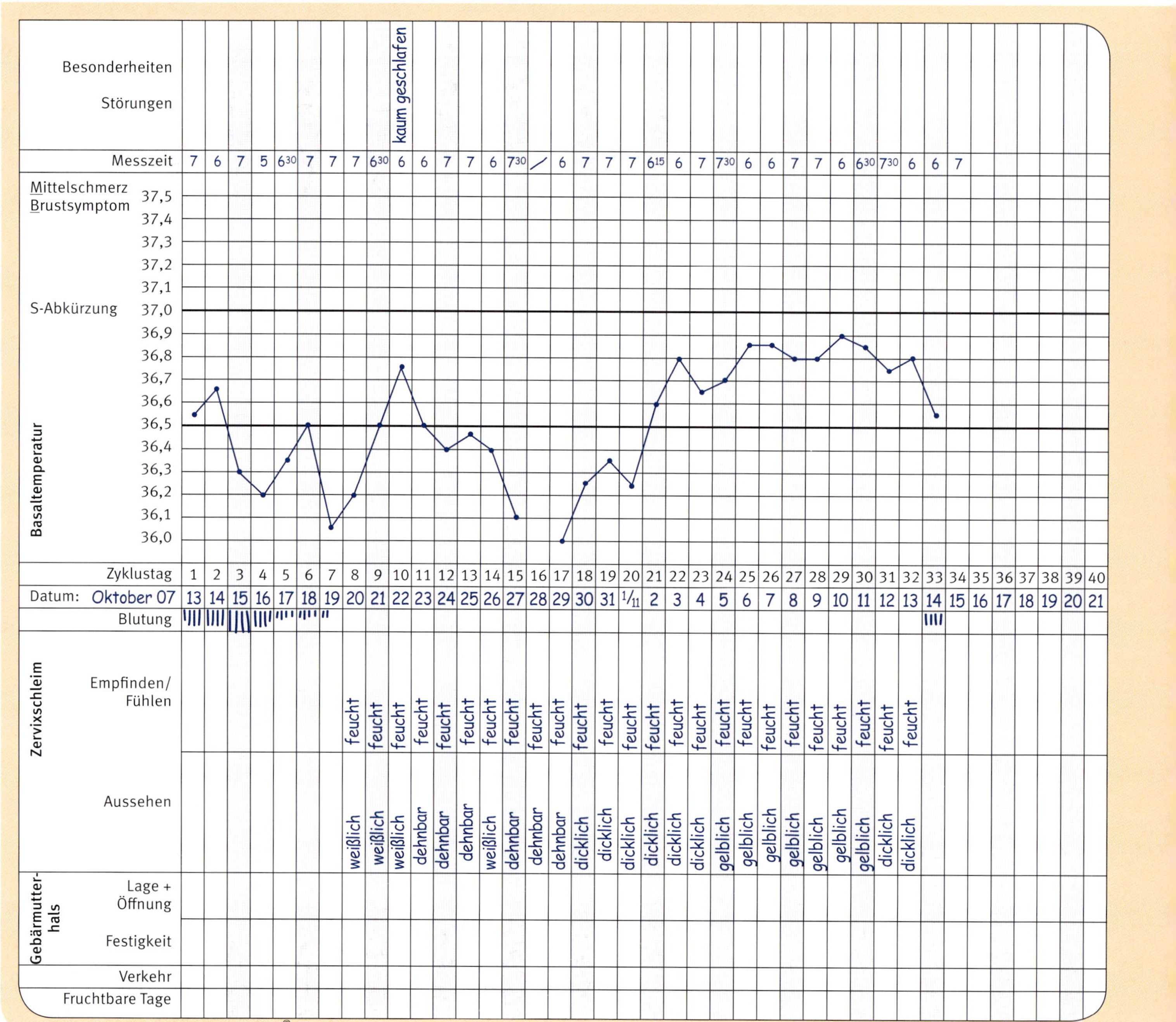

Arbeitsgruppe NFP ©

sensiPLAN ®

Zyklus-Nr: 1

nach der Entbindung

Messweise After X

Scheide

Mund

am 13. 10. 07 abgestillt

Früheste 1. höhere Messung aus den vorangegangenen Zyklen

minus 8

1. höhere Messung in diesem Zyklus

Wollen Sie in diesem Zyklus schwanger werden?

ja

nein X

unentschieden

Entbindung am 4. März 07

Malteser ...weil Nähe zählt.

Stillzeit

» **Lea B., 29 Jahre, hat ihr erstes Kind gut sieben Monate gestillt und in dieser Zeit weder eine Temperaturhochlage noch eine Blutung beobachtet. Jetzt hat sie ihr Kind abgestillt und zeichnet ihren ersten Zyklus nach der Entbindung auf.**

1. Bestimmen Sie Anfang und Ende der fruchtbaren Zeit und markieren Sie diese Phase mit „F".

2. Störungen und Besonderheiten?

3. Was fällt auf?

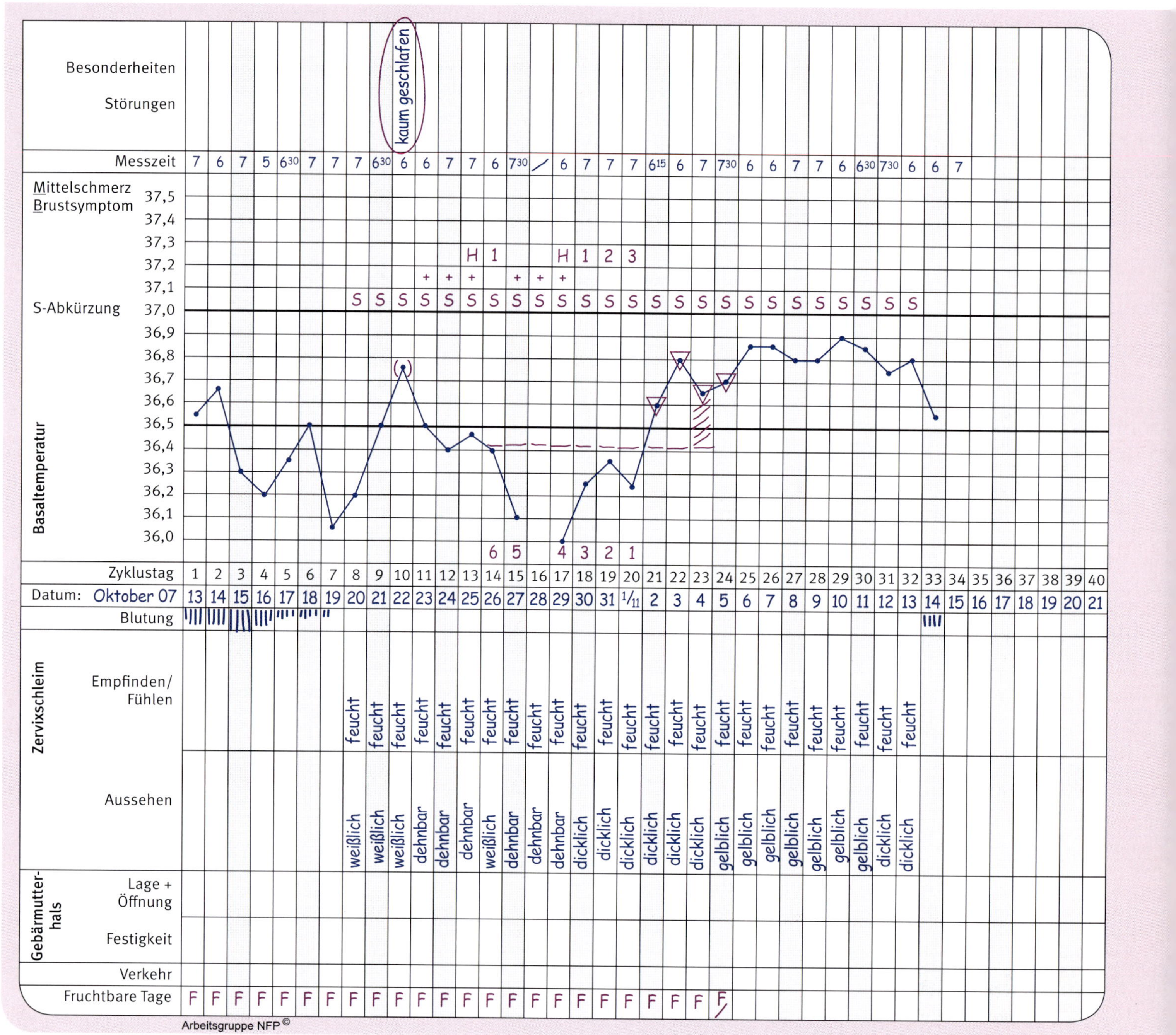
Besonderheiten
Störungen
kaum geschlafen
Messzeit
7 6 7 5 6³⁰ 7 7 7 6³⁰ 6 6 7 7 6 7³⁰ 6 7 7 7 6¹⁵ 6 7 7³⁰ 6 6 7 7 6 6³⁰ 7³⁰ 6 6 7
Mittelschmerz
Brustsymptom
37,5
37,4
37,3
37,2
37,1
S-Abkürzung
37,0
36,9
36,8
36,7
36,6
36,5
36,4
36,3
36,2
36,1
36,0
Basaltemperatur
H 1
H 1 2 3
6 5
4 3 2 1
Zyklustag
1 2 3 4 5 6 7 8 9 10 11 12 13 14 15 16 17 18 19 20 21 22 23 24 25 26 27 28 29 30 31 32 33 34 35 36 37 38 39 40
Datum: Oktober 07
13 14 15 16 17 18 19 20 21 22 23 24 25 26 27 28 29 30 31 1/11 2 3 4 5 6 7 8 9 10 11 12 13 14 15 16 17 18 19 20 21
Blutung
Zervixschleim
Empfinden/ Fühlen
feucht
Aussehen
weißlich weißlich weißlich dehnbar dehnbar dehnbar weißlich dehnbar dehnbar dehnbar dicklich dicklich dicklich dicklich dicklich dicklich gelblich gelblich gelblich gelblich gelblich gelblich gelblich dicklich dicklich
Gebärmutter-hals
Lage + Öffnung
Festigkeit
Verkehr
Fruchtbare Tage
F F F F F F F F F F F F F F F F F F F F F F F F
Arbeitsgruppe NFP ©

sensiPLAN®

Zyklus-Nr: 1

nach der Entbindung

Messweise After X

Scheide

Mund

am 13. 10. 07 abgestillt

Früheste 1. höhere Messung aus den vorangegangenen Zyklen

minus 8

1. höhere Messung in diesem Zyklus 21

Wollen Sie in diesem Zyklus schwanger werden?

ja

nein X

unentschieden

Entbindung am 4. März 07

Stillzeit

1. Da bisher keine Hochlage aufgetreten ist, **beginnt die fruchtbare Zeit** mit dem **ersten Tag** der Blutung. Sie **endet am Abend des 24. Zyklustages**. (Die Temperaturauswertung **im ersten Zyklus nach der Entbindung** und in der Stillzeit erfordert eine **zusätzliche höhere Messung**.)

2. Der **Temperaturwert am 10. Zyklustag** ist **gestört** und wird ausgeklammert.

3. Mehr als sieben Monate nach der Entbindung beobachtet Lea B. ihren ersten Eisprung. Dieses späte Wiedereintreten der Fruchtbarkeit steht in engem Zusammenhang mit dem Stillen, das bekanntlich den ersten Eisprung herauszögert. Der herannahende Eisprung kündigt sich durch ein ausgeprägtes Zervixschleimmuster an.

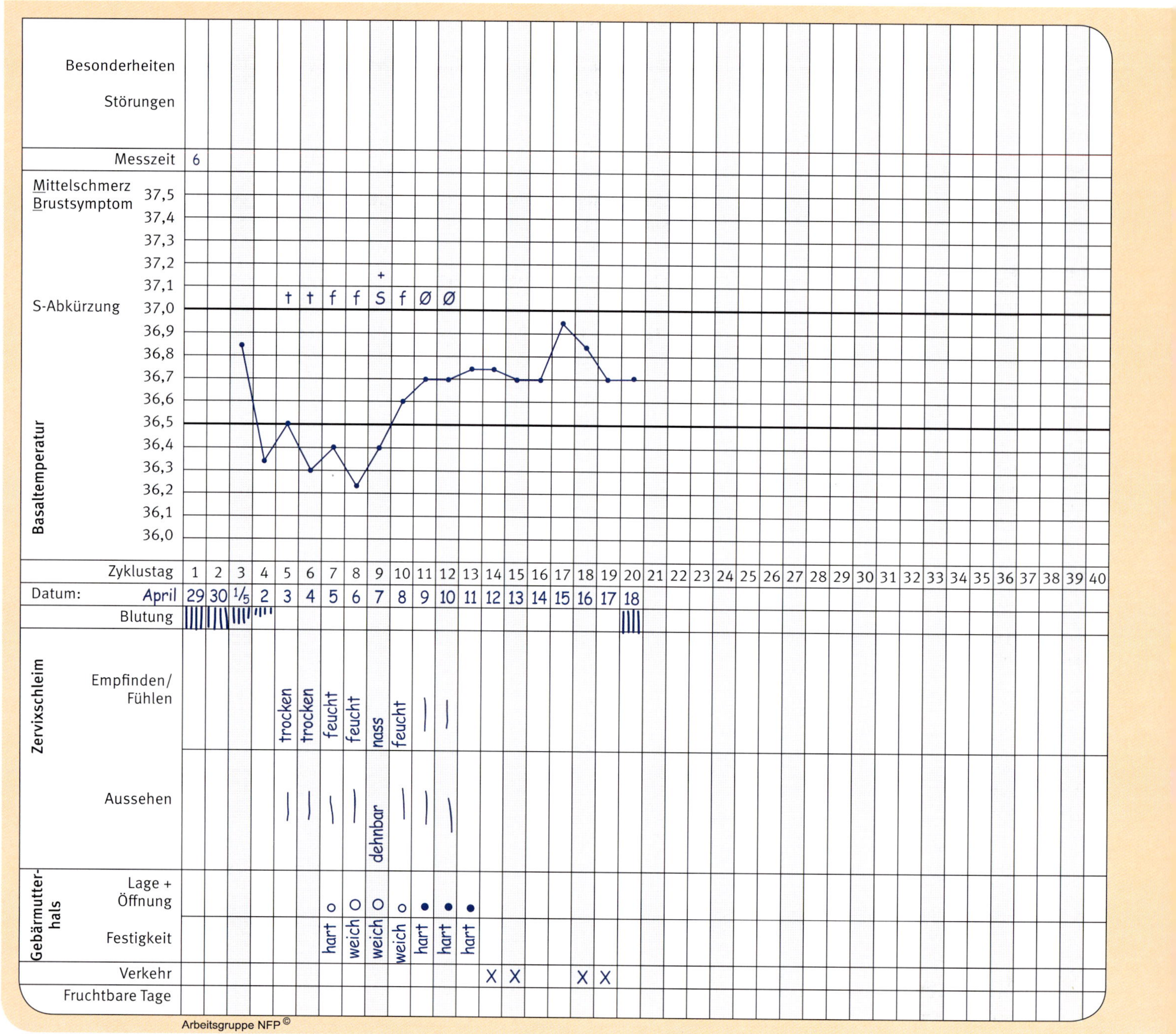
Besonderheiten
Störungen
Messzeit
6
Mittelschmerz
Brustsymptom
S-Abkürzung
Basaltemperatur
37,5
37,4
37,3
37,2
37,1
37,0
36,9
36,8
36,7
36,6
36,5
36,4
36,3
36,2
36,1
36,0
t t f f S f Ø Ø
+
Zyklustag
1 2 3 4 5 6 7 8 9 10 11 12 13 14 15 16 17 18 19 20 21 22 23 24 25 26 27 28 29 30 31 32 33 34 35 36 37 38 39 40
Datum: April
29 30 1/5 2 3 4 5 6 7 8 9 10 11 12 13 14 15 16 17 18
Blutung
Zervixschleim
Empfinden/ Fühlen
trocken trocken feucht feucht nass feucht
Aussehen
dehnbar
Gebärmutter-hals
Lage + Öffnung
Festigkeit
hart weich weich weich hart hart hart
Verkehr
X X X X
Fruchtbare Tage
Arbeitsgruppe NFP ©

sensiPLAN®

Zyklus-Nr:	8 4
Messweise After	
Scheide	
Mund	X
Früheste 1. höhere Messung aus den vorangegangenen Zyklen	1 0
minus 8	
1. höhere Messung in diesem Zyklus	
Wollen Sie in diesem Zyklus schwanger werden? ja	
nein	
unentschieden	

Malteser
...weil Nähe zählt.

Wechseljahre

» Regina M., 47-jährige Lehrerin, zwei Kinder, wendet seit sieben Jahren Sensiplan an.

(Temperaturhochlage im vorangegangenen Zyklus)

1. Bestimmen Sie Anfang und Ende der fruchtbaren Zeit und markieren Sie diese Phase mit „F".

2. Störungen und Besonderheiten?

3. Was fällt auf?

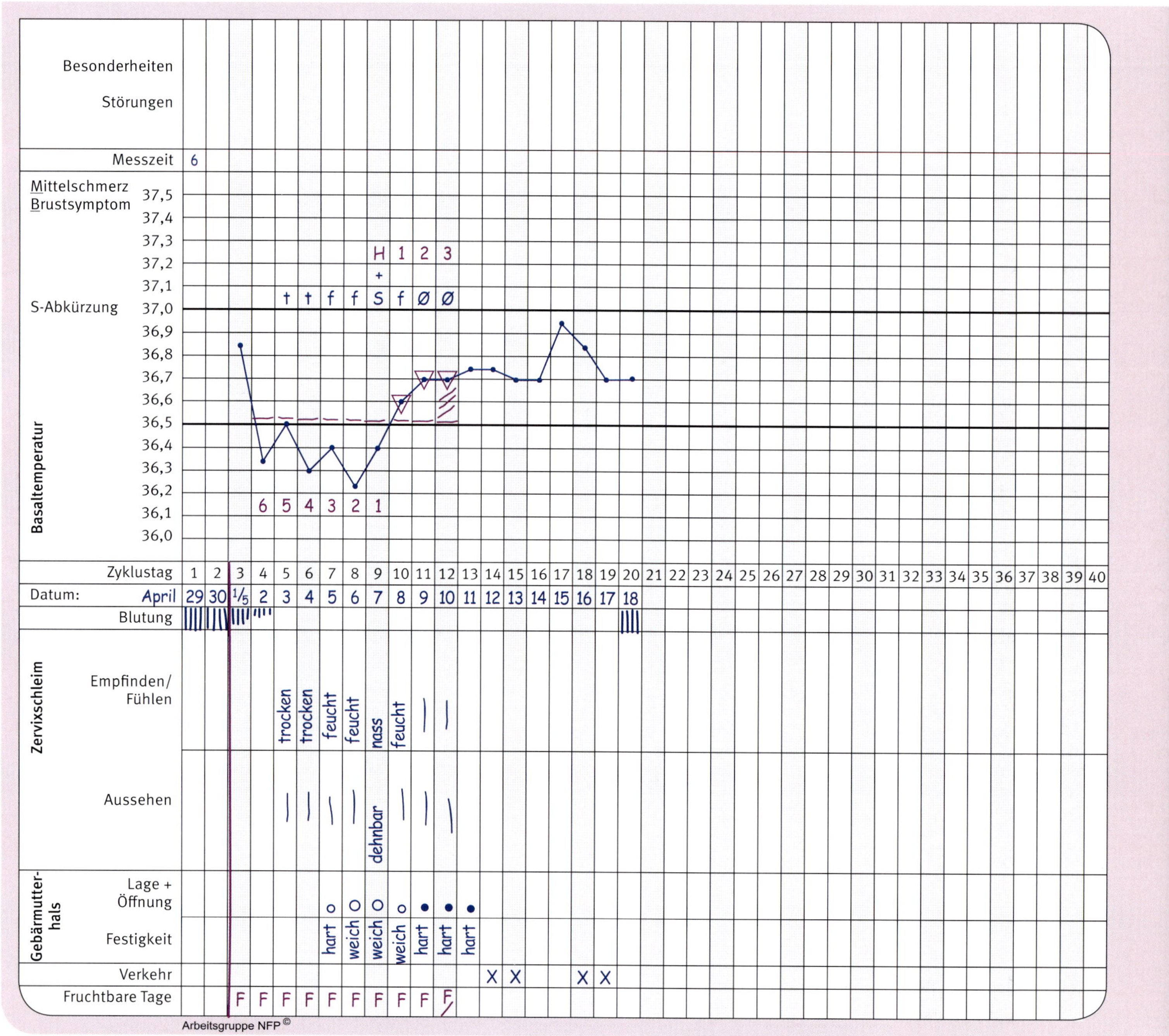
Besonderheiten
Störungen
Messzeit
6
Mittelschmerz
Brustsymptom
S-Abkürzung
Basaltemperatur
37,5
37,4
37,3
37,2
37,1
37,0
36,9
36,8
36,7
36,6
36,5
36,4
36,3
36,2
36,1
36,0
H 1 2 3
t t f f S f Ø Ø
6 5 4 3 2 1
Zyklustag
1 2 3 4 5 6 7 8 9 10 11 12 13 14 15 16 17 18 19 20 21 22 23 24 25 26 27 28 29 30 31 32 33 34 35 36 37 38 39 40
Datum: April
29 30 1/5 2 3 4 5 6 7 8 9 10 11 12 13 14 15 16 17 18
Blutung
Zervixschleim
Empfinden/ Fühlen
trocken trocken feucht feucht nass feucht
Aussehen
dehnbar
Gebärmutterhals
Lage + Öffnung
Festigkeit
hart weich weich weich hart hart hart
Verkehr
X X X X
Fruchtbare Tage
F F F F F F F F F F
Arbeitsgruppe NFP ©

sensiPLAN®

Zyklus-Nr: 8 4

Messweise
After ☐
Scheide ☐
Mund X

Früheste 1. höhere Messung aus den vorangegangenen Zyklen 1 0

minus 8 2

1. höhere Messung in diesem Zyklus 1 0

Wollen Sie in diesem Zyklus schwanger werden?
ja ☐
nein ☐
unentschieden ☐

Malteser
...weil Nähe zählt.

Wechseljahre

1. Die unfruchtbare Zeit am Zyklusanfang wird nach der **Minus-8-Regel** in doppelter Kontrolle mit dem Zervixschleim bestimmt. Der **letzte unfruchtbare Tag am Zyklusanfang** ist der **2. Zyklustag**. Die **fruchtbare Zeit endet am Abend des 12. Zyklustages**.

2. Es wurden keine Störungen oder Besonderheiten beobachtet. Regina M. hat allerdings **nur an vier Tagen das Auftreten von Zervixschleim** beobachtet.

3. Die **sehr kurze Eireifungsphase** (9 Tage) **bei normal langer zweiter Zyklusphase** (10 Tage) führt insgesamt zu einem extrem kurzen Zyklus (19 Tage). Eine zunehmende Verkürzung der Eireifungsphase mit einer Vorverlagerung des Temperaturanstiegs bei normal langer zweiter Phase (10 bis 16 Tage) ist typisch für das **Einsetzen der Wechseljahre**.

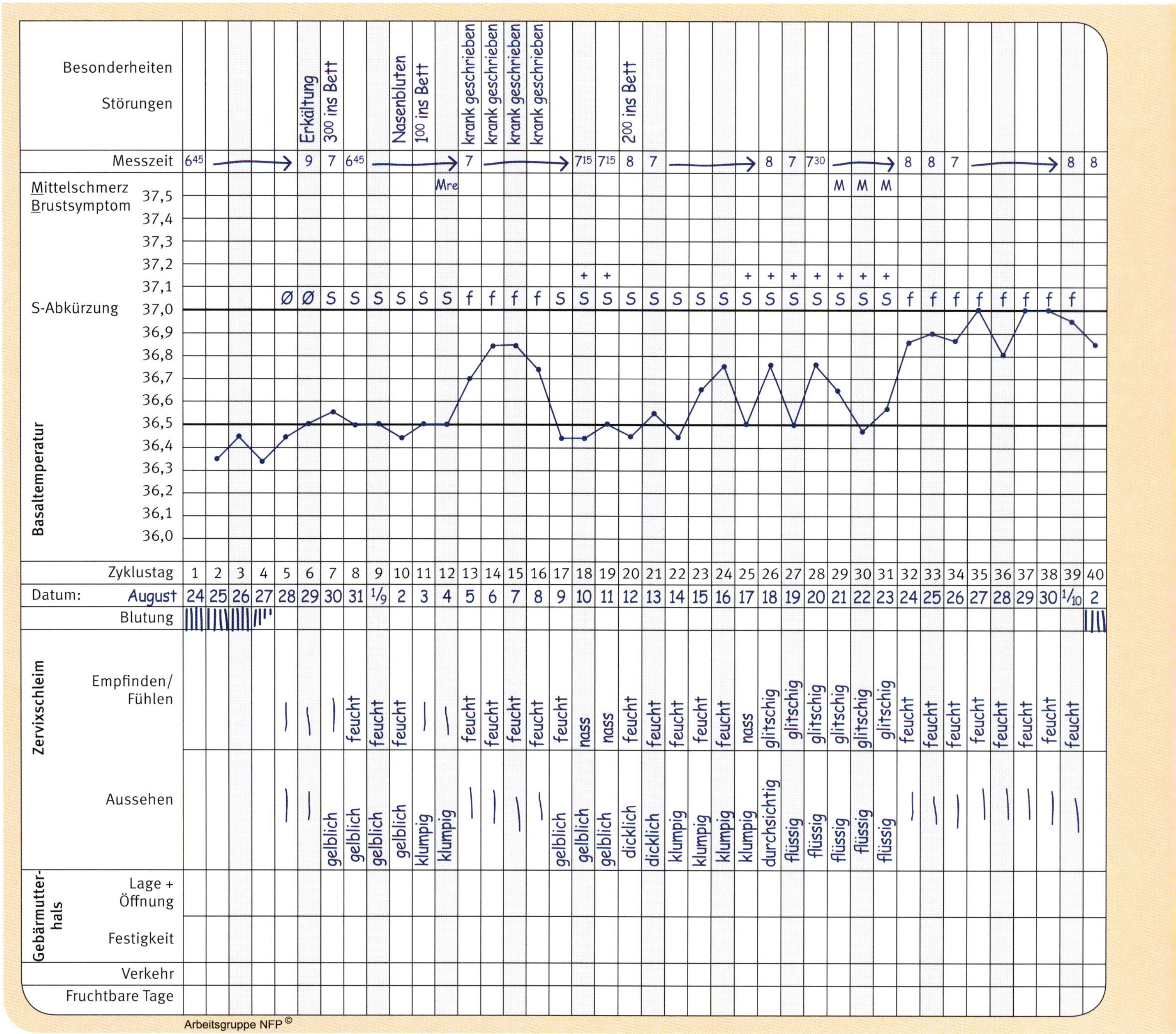
Besonderheiten
Störungen
Erkältung
300 ins Bett
Nasenbluten
100 ins Bett
krank geschrieben
krank geschrieben
krank geschrieben
krank geschrieben
200 ins Bett
Messzeit
6 45 → 9 7 6 45 → 7 → 7 15 7 15 8 7 → 8 7 7 30 → 8 8 7 → 8 8
Mittelschmerz
Brustsymptom
Mre
M M M
37,5
37,4
37,3
37,2
37,1
S-Abkürzung
Ø Ø S S S S S S f f f f S S S S S S S S S S S S S S f f f f f f f f
37,0
36,9
36,8
36,7
36,6
36,5
36,4
36,3
36,2
36,1
36,0
Basaltemperatur
Zyklustag
1 2 3 4 5 6 7 8 9 10 11 12 13 14 15 16 17 18 19 20 21 22 23 24 25 26 27 28 29 30 31 32 33 34 35 36 37 38 39 40
Datum: August
24 25 26 27 28 29 30 31 1/9 2 3 4 5 6 7 8 9 10 11 12 13 14 15 16 17 18 19 20 21 22 23 24 25 26 27 28 29 30 1/10 2
Blutung
Zervixschleim
Empfinden/ Fühlen
feucht feucht feucht feucht feucht feucht feucht feucht nass nass feucht feucht feucht feucht feucht nass glitschig glitschig glitschig glitschig glitschig glitschig feucht feucht feucht feucht feucht feucht feucht feucht
Aussehen
gelblich gelblich gelblich gelblich klumpig klumpig gelblich gelblich gelblich dicklich dicklich klumpig klumpig klumpig klumpig durchsichtig flüssig flüssig flüssig flüssig flüssig
Gebärmutter-hals
Lage + Öffnung
Festigkeit
Verkehr
Fruchtbare Tage
Arbeitsgruppe NFP ©

sensiPLAN®

Zyklus-Nr: 1

nach Pille

Messweise After [ ] Scheide [X] Mund [ ]

Früheste 1. höhere Messung aus den vorangegangenen Zyklen [/]

minus 8

1. höhere Messung in diesem Zyklus

Wollen Sie in diesem Zyklus schwanger werden?

ja [ ]

nein [X]

unentschieden [ ]

Malteser ...weil Nähe zählt.

Absetzen von hormonellen Verhütungsmethoden

» **Lisa P., 28-jährige Floristin, hat sich entschlossen, nach mehrjähriger Pilleneinnahme damit aufzuhören und Sensiplan zu erlernen.**

(Training 29a und 29b sind die ersten beiden Zyklen nach Absetzen der Pille.)

1. Bestimmen Sie Anfang und Ende der fruchtbaren Zeit und markieren Sie diese Phase mit „F".
2. Störungen und Besonderheiten?
3. Was fällt auf?

Training 29a – Lösung

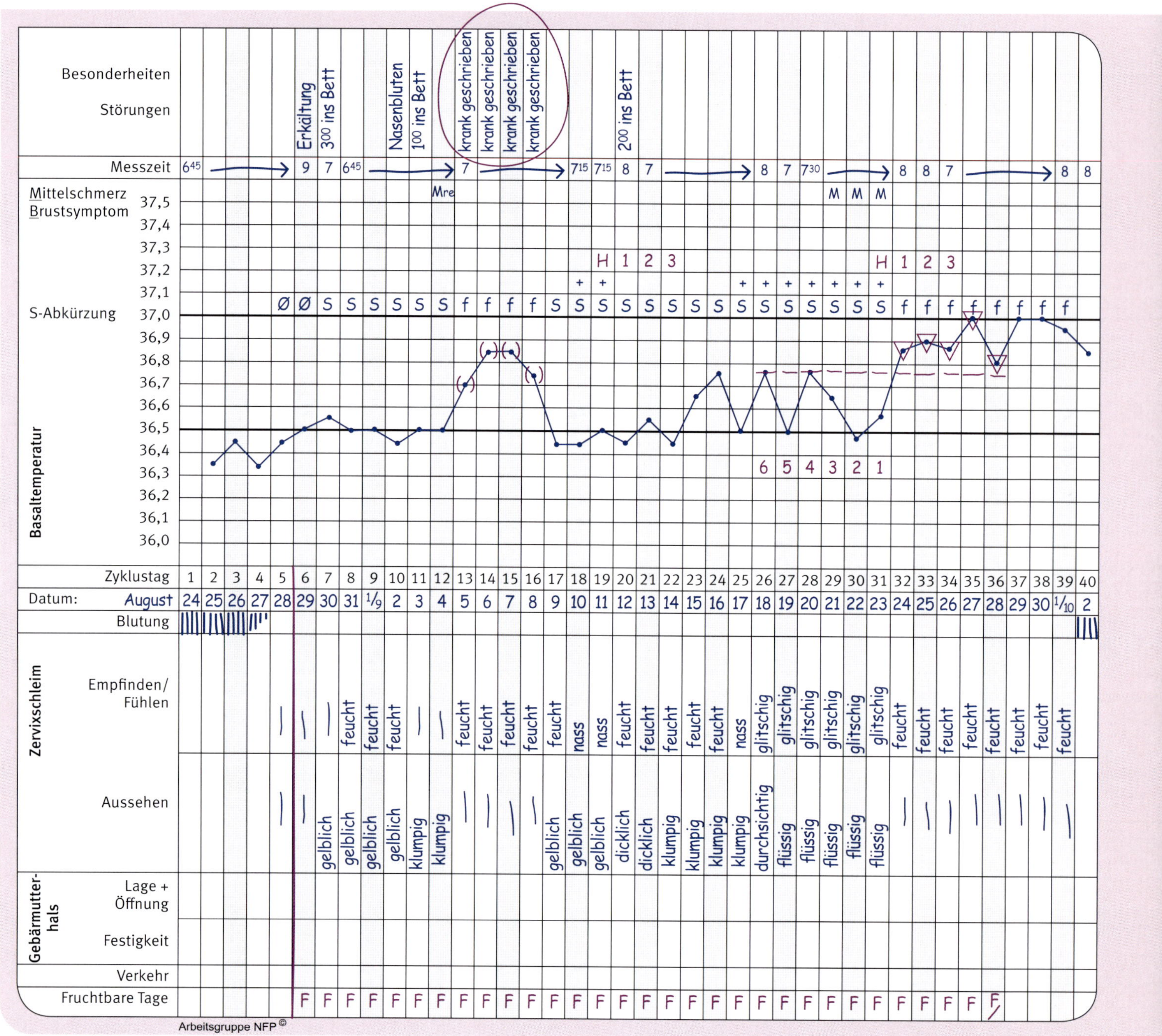

sensiPLAN®

Zyklus-Nr: 1

nach Pille

Messweise
After
Scheide X
Mund

Früheste 1. höhere Messung aus den vorangegangenen Zyklen

minus 8

1. höhere Messung in diesem Zyklus 32

Wollen Sie in diesem Zyklus schwanger werden?
ja
nein X
unentschieden

Malteser ...weil Nähe zählt.

Absetzen von hormonellen Verhütungsmethoden

1. Im ersten Zyklus nach Absetzen von hormonellen Verhütungsmethoden sind die ersten 5 Tage unfruchtbar. Die fruchtbare Zeit endet am Abend des 36. Zyklustages.
   Die Temperaturauswertung **im ersten Zyklus nach Absetzen von hormonellen Verhütungsmethoden** erfordert eine **zusätzliche höhere Messung**. (In diesem Zyklus muss die Temperatur zunächst nach der 1. Ausnahmeregel ausgewertet werden. Zusätzlich wird für diese Situation noch ein weiterer höherer Messwert benötigt.)

2. Krankheitsbedingt sind die **Temperaturwerte an den Zyklustagen 13 bis 16 gestört**. Sie werden ausgeklammert und bei der Auswertung nicht berücksichtigt. Alle anderen Ereignisse wie „spät ins Bett" oder auch unterschiedliche Messzeiten stören nicht.
   Die Zervixschleimphase ist auffallend lang, und es gibt zwei Zervixschleimhöhepunkte. Der für die Auswertung relevante Höhepunkt geht dem Temperaturanstieg um einen Tag voraus (31. Zyklustag).

3. Die **erste Zyklusphase** ist **stark verlängert**, die **zweite Phase** ist dagegen **verkürzt** (8 Tage). Dieses Phänomen findet sich häufiger in den ersten Zyklen nach Absetzen der Pille. Gelegentlich kommt es in dieser Situation auch zum vollständigen Ausbleiben der Hochlage (monophasische Zyklen).
   Das lange Zervixschleimbild mit mehr als einem Höhepunkt kommt nach Absetzen der Pille ebenfalls häufiger vor.

Zyklustag	Datum: Oktober	Besonderheiten / Störungen	Messzeit	S-Abkürzung	Blutung	Zervixschleim Empfinden/Fühlen	Zervixschleim Aussehen
1	2				IIII		
2	3				IIII		
3	4				IIII		
4	5	Bauchweh	7		IIII		
5	6		→		III		
6	7		→	Ø		|	|
7	8		→	Ø		|	|
8	9		7^{30}	f		feucht	|
9	10	spät ins Bett	8	S		feucht	gelblich
10	11	Migräne	7	S		feucht	gelblich
11	12	Migräne	6^{30}	S		feucht	weißlich
12	13		→	S +		nass	cremig
13	14		→	S		feucht	cremig
14	15		9	S		feucht	weißlich
15	16		6^{30}	S		feucht	weißlich
16	17		→	S		feucht	weißlich
17	18		→	S		feucht	weißlich
18	19		→	S +		nass	weißlich
19	20		9	Ø		|	|
20	21	2^{00} ins Bett	9	S		|	weißlich
21	22		6^{30}	S		feucht	klumpig
22	23		→	Ø		|	|
23	24		→	f		feucht	|
24	25		→	f		feucht	|
25	26	Kopfweh	7	f		feucht	|
26	27		6^{30}	f		feucht	|
27	28		8		IIII		
28–40							

Basaltemperatur (Mittelschmerz, Brustsymptom; Skala 36,0 – 37,5):

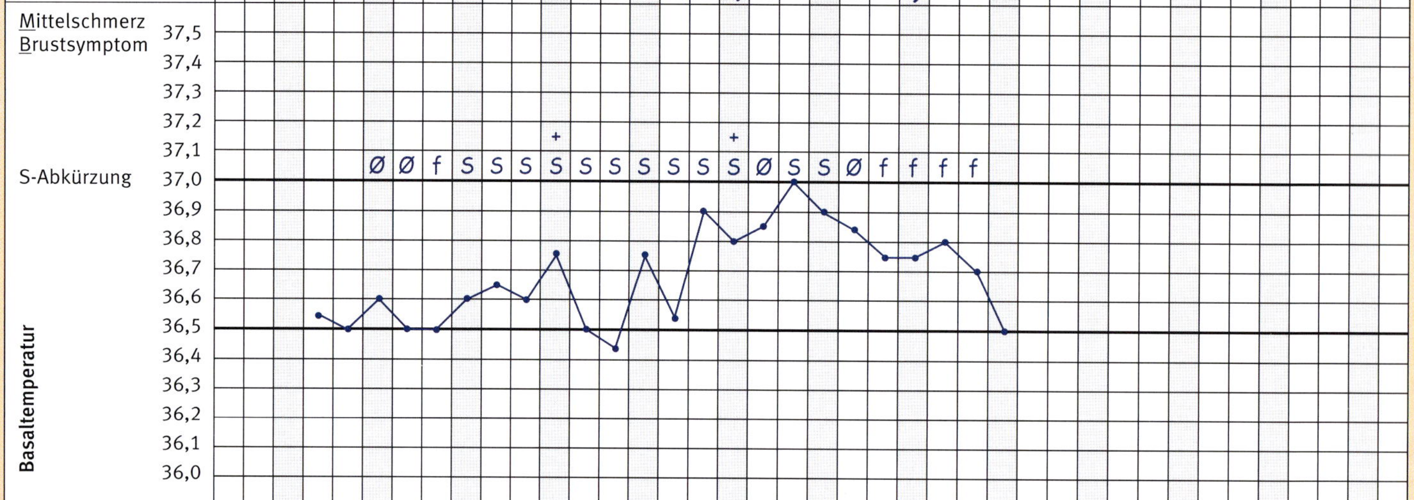

Weitere Zeilen (leer): Gebärmutterhals: Lage + Öffnung, Festigkeit; Verkehr; Fruchtbare Tage

Arbeitsgruppe NFP ©

sensiPLAN®

Zyklus-Nr: 2

Messweise After [ ] Scheide [X] Mund [ ]

Früheste 1. höhere Messung aus den vorangegangenen Zyklen

minus 8

1. höhere Messung in diesem Zyklus

Wollen Sie in diesem Zyklus schwanger werden?

ja [ ]
nein [X]
unentschieden [ ]

Malteser
...weil Nähe zählt.

Absetzen von hormonellen Verhütungsmethoden

» Das ist der Folgezyklus von Lisa P.

1. Bestimmen Sie Anfang und Ende der fruchtbaren Zeit und markieren Sie diese Phase mit „F“.

2. Störungen und Besonderheiten?

3. Was fällt auf?

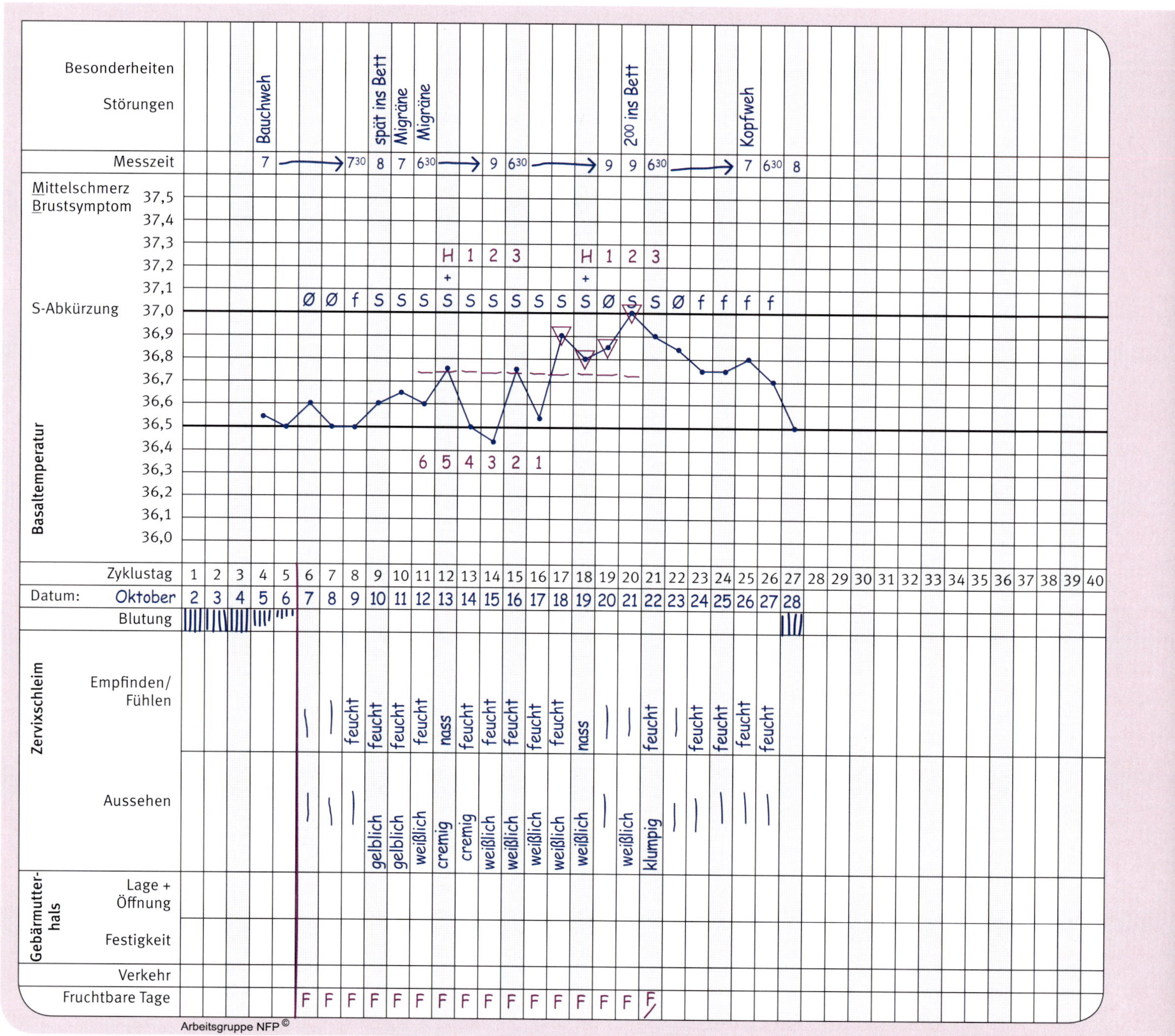
Besonderheiten
Störungen
Bauchweh
spät ins Bett
Migräne
Migräne
200 ins Bett
Kopfweh
Messzeit
7
730
8
7
630
9
630
9
9
630
7
630
8
Mittelschmerz
Brustsymptom
37,5
37,4
37,3
37,2
37,1
S-Abkürzung
37,0
36,9
36,8
36,7
36,6
36,5
36,4
36,3
36,2
36,1
36,0
Basaltemperatur
H 1 2 3
H 1 2 3
Ø Ø f S S S S S S S S S S Ø S S Ø f f f f
6 5 4 3 2 1
Zyklustag
1 2 3 4 5 6 7 8 9 10 11 12 13 14 15 16 17 18 19 20 21 22 23 24 25 26 27 28 29 30 31 32 33 34 35 36 37 38 39 40
Datum: Oktober
2 3 4 5 6 7 8 9 10 11 12 13 14 15 16 17 18 19 20 21 22 23 24 25 26 27 28
Blutung
Zervixschleim
Empfinden/Fühlen
feucht feucht feucht feucht nass feucht feucht feucht feucht feucht nass feucht feucht feucht feucht feucht
Aussehen
gelblich gelblich weißlich cremig cremig weißlich weißlich weißlich weißlich weißlich weißlich klumpig
Gebärmutterhals
Lage + Öffnung
Festigkeit
Verkehr
Fruchtbare Tage
F F F F F F F F F F F F F F F F
Arbeitsgruppe NFP ©

sensiPLAN®

Zyklus-Nr: 2

Messweise
After
Scheide X
Mund

Früheste 1. höhere Messung aus den vorangegangenen Zyklen 3 2

minus 8

1. höhere Messung in diesem Zyklus 1 7

Wollen Sie in diesem Zyklus schwanger werden?
ja
nein X
unentschieden

Malteser
...weil Nähe zählt.

Absetzen von hormonellen Verhütungsmethoden

1. Die unfruchtbare Zeit am Zyklusanfang wird nach der 5-Tage-Regel in doppelter Kontrolle mit dem Zervixschleim bestimmt. Der **letzte unfruchtbare Tag** ist der **5. Zyklustag**. Die **fruchtbare Zeit endet am Abend des 21. Zyklustages** in doppelter Kontrolle. (Die Temperatur wird nach der 1. Ausnahmeregel ausgewertet.)

2. Alle beobachteten Besonderheiten und Veränderungen in der Messzeit wirken sich nicht auf den Temperaturverlauf aus. Sie stören nicht.

3. Wie bereits im Zyklus zuvor gibt es zwei Zervixschleimhöhepunkte. Der für die Auswertung relevante Höhepunkt (18. Zyklustag) kann erst im Temperaturanstieg bestimmt werden.

4. Die erste Zyklusphase (16 Tage) und auch die zweite Zyklusphase (10 Tage) normalisieren sich.

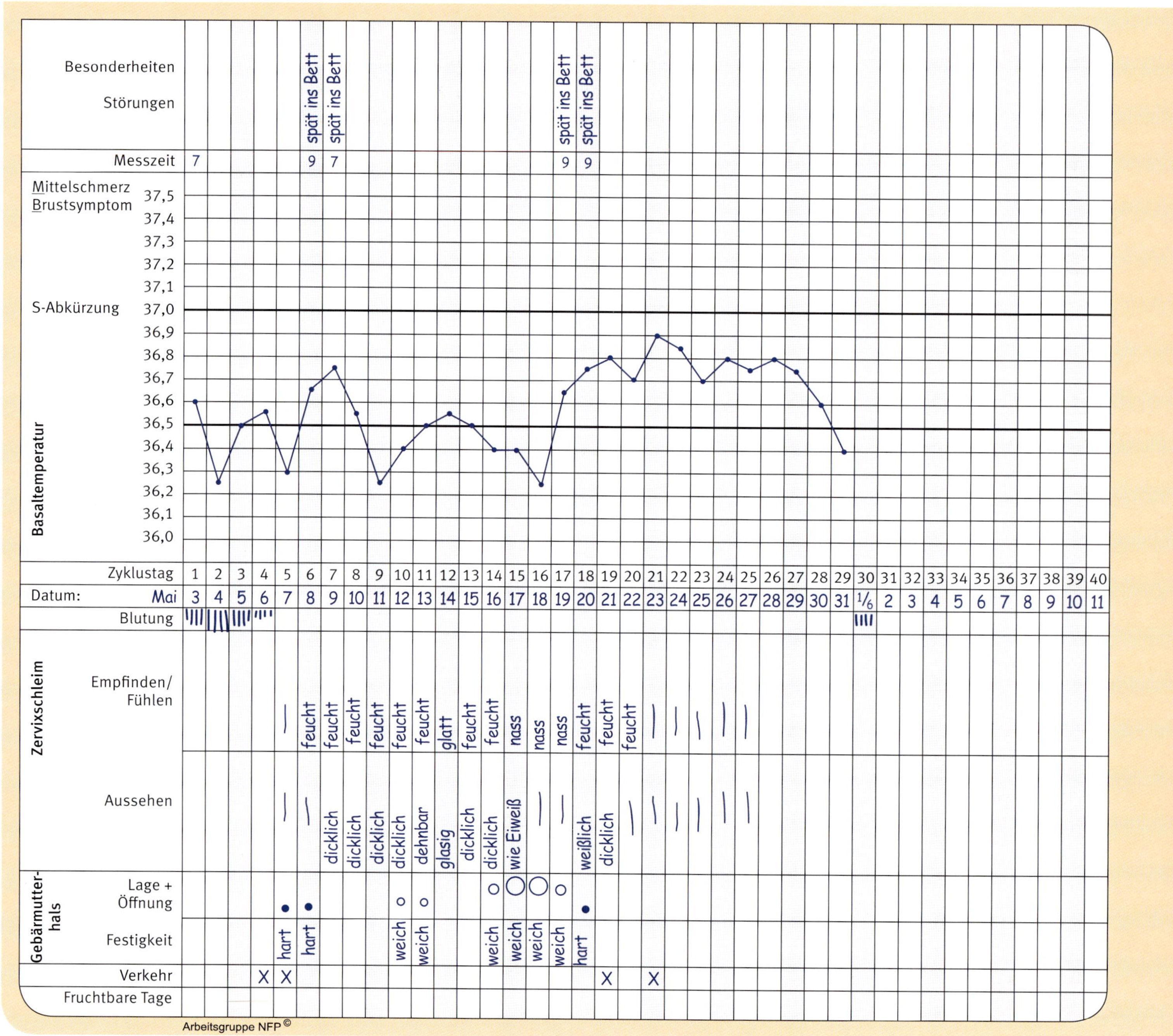
Besonderheiten
Störungen
spät ins Bett
spät ins Bett
spät ins Bett
spät ins Bett
Messzeit
7
9
7
9
9
Mittelschmerz
Brustsymptom
37,5
37,4
37,3
37,2
37,1
S-Abkürzung
37,0
36,9
36,8
36,7
36,6
36,5
36,4
36,3
36,2
36,1
36,0
Basaltemperatur
Zyklustag
1 2 3 4 5 6 7 8 9 10 11 12 13 14 15 16 17 18 19 20 21 22 23 24 25 26 27 28 29 30 31 32 33 34 35 36 37 38 39 40
Datum: Mai
3 4 5 6 7 8 9 10 11 12 13 14 15 16 17 18 19 20 21 22 23 24 25 26 27 28 29 30 31 1/6 2 3 4 5 6 7 8 9 10 11
Blutung
Zervixschleim
Empfinden/ Fühlen
feucht feucht feucht feucht feucht feucht glatt feucht feucht nass nass nass feucht feucht feucht
Aussehen
dicklich dicklich dicklich dicklich dehnbar glasig dicklich dicklich wie Eiweiß weißlich dicklich
Gebärmutter-hals
Lage + Öffnung
Festigkeit
hart hart weich weich weich weich weich weich hart
Verkehr
X X X X
Fruchtbare Tage
Arbeitsgruppe NFP ©

sensiPLAN®

Zyklus-Nr: 11

Messweise After X
Scheide
Mund

Früheste 1. höhere Messung aus den vorangegangenen Zyklen 12

minus 8

1. höhere Messung in diesem Zyklus

Wollen Sie in diesem Zyklus schwanger werden?
ja
nein X
unentschieden

Malteser ...weil Nähe zählt.

Zum Abschluss – Gewusst wie!

» **Antonia-Luca wendet im 11. Zyklus Sensiplan an. Sie ist Gewandmeisterin und hat bisher keine Kinder.**
(Temperaturhochlage im vorangegangenen Zyklus)

1. Bestimmen Sie Anfang und Ende der fruchtbaren Zeit und markieren Sie diese Phase mit „F".

2. Störungen und Besonderheiten?

3. Was fällt auf?

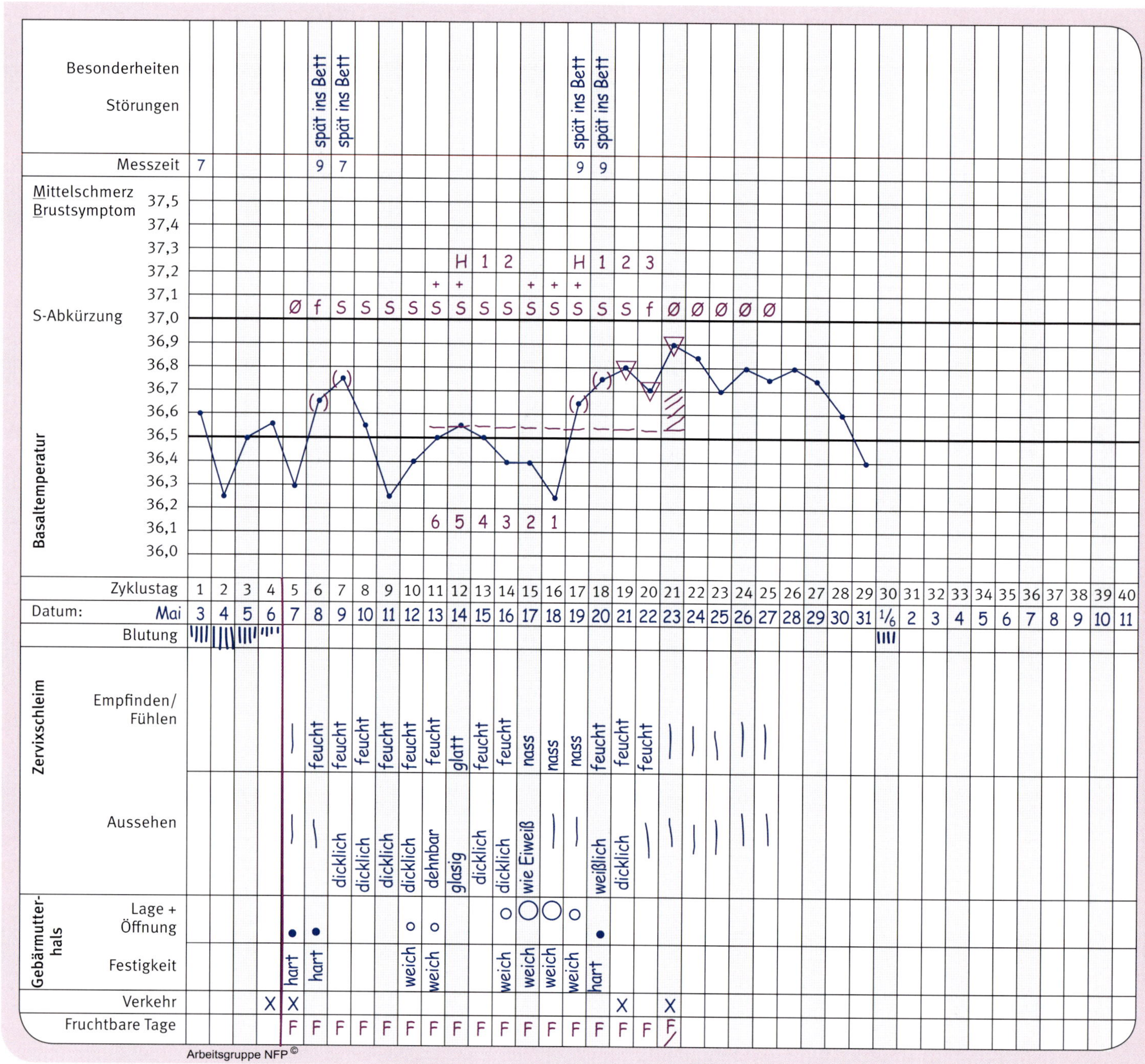
Besonderheiten
Störungen
spät ins Bett
spät ins Bett
spät ins Bett
spät ins Bett
Messzeit
7
9
7
9
9
Mittelschmerz
Brustsymptom
S-Abkürzung
Basaltemperatur
37,5
37,4
37,3
37,2
37,1
37,0
36,9
36,8
36,7
36,6
36,5
36,4
36,3
36,2
36,1
36,0
H 1 2
H 1 2 3
Ø f S S S S S S S S S S S S S f Ø Ø Ø Ø Ø
6 5 4 3 2 1
Zyklustag
1 2 3 4 5 6 7 8 9 10 11 12 13 14 15 16 17 18 19 20 21 22 23 24 25 26 27 28 29 30 31 32 33 34 35 36 37 38 39 40
Datum: Mai
3 4 5 6 7 8 9 10 11 12 13 14 15 16 17 18 19 20 21 22 23 24 25 26 27 28 29 30 31 1/6 2 3 4 5 6 7 8 9 10 11
Blutung
Zervixschleim
Empfinden/ Fühlen
feucht feucht feucht feucht feucht feucht glatt feucht feucht nass nass nass feucht feucht feucht
Aussehen
dicklich dicklich dicklich dicklich dehnbar glasig dicklich dicklich wie Eiweiß weißlich dicklich
Gebärmutter-hals
Lage + Öffnung
Festigkeit
hart hart weich weich weich weich weich weich hart
Verkehr
X X X X
Fruchtbare Tage
F F F F F F F F F F F F F F F F F
Arbeitsgruppe NFP ©

sensiplan®

Zyklus-Nr: 1 1

Messweise After X

Scheide

Mund

Früheste 1. höhere Messung aus den vorangegangenen Zyklen 1 2

minus 8 4

1. höhere Messung in diesem Zyklus 1 9

Wollen Sie in diesem Zyklus schwanger werden?

ja

nein X

unentschieden

Zum Abschluss – Gewusst wie!

1. Der Beginn der fruchtbaren Zeit wird nach der Minus-8-Regel in doppelter Kontrolle mit dem Zervixschleim bestimmt. Antonia-Luca beobachtet sich zwar erst im 11. Zyklus, hat aber bereits in den vorhergehenden Zyklen eine früheste erste höhere Messung am 12. Zyklustag beobachtet. Deshalb wird hier die Minus-8-Regel und nicht die 5-Tage-Regel angewandt. Der **letzte unfruchtbare Tag** ist der **4. Zyklustag**. Die **fruchtbare Zeit endet in doppelter Kontrolle am Abend des 21. Zyklustages**.

2. Das Spät-ins-Bett-gehen am **6., 7., 17. und 18. Zyklustag** erhöht die Temperatur, **muss als Störung eingeklammert** werden und wird bei der Auswertung nicht berücksichtigt.

3. Es gibt in diesem Zyklus zwei Zervixschleimhöhepunkte. Der für die Auswertung relevante Höhepunkt fällt auf den 17. Zyklustag.

4. Antonia-Luca hat, obwohl kein Kinderwunsch besteht, Verkehr in der fruchtbaren Zeit (5. und 19. Zyklustag).

Unfruchtbare Zeit am Zyklusanfang

» **Wenn Sie für die Trainingszyklen aus Kapitel 2 noch die unfruchtbare Zeit am Zyklusanfang bestimmen wollen, finden Sie hier die Lösung:**

(Alle Lösungen gehen davon aus, dass im vorangegangenen Zyklus eine Temperaturhochlage vorgelegen hat.)

Training 8: Die unfruchtbare Zeit am Zyklusanfang wird nach der 5-Tage-Regel in doppelter Kontrolle mit dem Zervixschleim bestimmt. Der letzte unfruchtbare Tag ist der 5. Zyklustag.

Training 9: Die unfruchtbare Zeit am Zyklusanfang wird nach der Minus-8-Regel in doppelter Kontrolle mit dem Zervixschleim bestimmt. Der letzte unfruchtbare Tag ist der 6. Zyklustag.

Training 10: Die unfruchtbare Zeit am Zyklusanfang wird nach der Minus-8-Regel in doppelter Kontrolle mit dem Zervixschleim bestimmt. Der letzte unfruchtbare Tag ist der 5. Zyklustag.

Training 11: Die unfruchtbare Zeit am Zyklusanfang wird nach der Minus-8-Regel in doppelter Kontrolle mit dem Zervixschleim bestimmt. Der letzte unfruchtbare Tag ist der 8. Zyklustag.

Training 12: Die unfruchtbare Zeit am Zyklusanfang wird nach der 5-Tage-Regel in doppelter Kontrolle mit dem Zervixschleim bestimmt. Der letzte unfruchtbare Tag ist der 5. Zyklustag.

Training 13: Die unfruchtbare Zeit am Zyklusanfang wird nach der 5-Tage-Regel in doppelter Kontrolle mit dem Zervixschleim bestimmt. Der letzte unfruchtbare Tag ist der 5. Zyklustag.

Training 14: Die unfruchtbare Zeit am Zyklusanfang wird nach der Minus-8-Regel in doppelter Kontrolle mit dem Zervixschleim bestimmt. Der letzte unfruchtbare Tag ist der 6. Zyklustag.

Training 15: Die unfruchtbare Zeit am Zyklusanfang wird nach der Minus-8-Regel in doppelter Kontrolle mit dem Zervixschleim bestimmt. Der letzte unfruchtbare Tag ist der 5. Zyklustag.

Bibliografische Information der Deutschen Nationalbibliothek
Die Deutsche Nationalbibliothek verzeichnet diese Publikation in der Deutschen Nationalbibliografie; detaillierte bibliografische Daten sind im Internet über http://dnb.d-nb.de abrufbar.

Programmplanung und Redaktion:
Sibylle Duelli

Bildredaktion: Christoph Frick

Umschlaggestaltung und Layout:
CYCLUS · Visuelle Kommunikation, Stuttgart

Bildnachweis:
Umschlagfoto und Fotos im Innenteil:
Jens van Zoest, Wuppertal

10. korrigierte Auflage 2015

Die 1.–6. Auflage erschien bei Ehrenwirth in der Verlagsgruppe lübbe GmbH & Co. KG

Printed in Germany

Satz: Cyclus · Media Produktion, Stuttgart
gesetzt in: Adobe Indesign CS6

Druck: AZ Druck und Datentechnik, Kempten

Gedruckt auf chlorfrei gebleichtem Papier

ISBN 978-3-8304-8442-4 1 2 3 4 5 6

Auch erhältlich als E-Book:
eISBN (PDF) 978-3-8304-8443-1
eISBN (ePub) 978-3-8304-8444-8

Besuchen Sie uns auf facebook!
www.facebook.com/mama.mag.trias

Wichtiger Hinweis
Wie jede Wissenschaft ist die Medizin ständigen Entwicklungen unterworfen. Forschung und klinische Erfahrung erweitern unsere Erkenntnisse. Ganz besonders gilt das für die Behandlung und die medikamentöse Therapie. Bei allen in diesem Werk erwähnten Dosierungen oder Applikationen, bei Rezepten und Übungsanleitungen, bei Empfehlungen und Tipps dürfen Sie darauf vertrauen: Autoren, Herausgeber und Verlag haben große Sorgfalt darauf verwandt, dass diese Angaben dem Wissensstand bei Fertigstellung des Werkes entsprechen. Rezepte werden gekocht und ausprobiert. Übungen und Übungsreihen haben sich in der Praxis erfolgreich bewährt. Eine Garantie kann jedoch nicht übernommen werden. Eine Haftung des Autors, des Verlags oder seiner Beauftragten für Personen-, Sach- oder Vermögensschäden ist ausgeschlossen.

Geschützte Warennamen (Warenzeichen) werden nicht besonders kenntlich gemacht. Aus dem Fehlen eines solchen Hinweises kann also nicht geschlossen werden, dass es sich um einen freien Warennamen handelt.

Liebe Leserin, lieber Leser,

hat Ihnen dieses Buch weitergeholfen? Für Anregungen, Kritik, aber auch für Lob sind wir offen. So können wir in Zukunft noch besser auf Ihre Wünsche eingehen. Schreiben Sie uns, denn Ihre Meinung zählt!

Ihr TRIAS Verlag

E-Mail Leserservice
kundenservice@trias-verlag.de

Lektorat TRIAS Verlag
Postfach 30 05 04
70445 Stuttgart
Fax: 0711 89 31-748